Biesinger/Greimel

Hörsturz und Tinnitus

Die Autoren

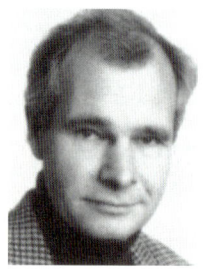

Dr. Eberhard Biesinger ist niedergelassener Arzt für Hals-Nase-Ohrenheilkunde in Traunstein. Er hat sich auf die Behandlung von Ohrgeräuschen spezialisiert. Für sein Bemühen um Tinnitus-Patienten ist er von der Deutschen Gesellschaft für HNO-Heilkunde, Kopf und Halschirurgie mit dem Hofmann- und Heermann-Preis ausgezeichnet worden.

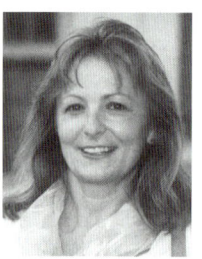

Dr. Karoline V. Greimel arbeitet als klinische Psychologin und psychologische Psychotherapeutin an den Landeskliniken Salzburg. In enger Kooperation mit der HNO-Abteilung konnte sie reichliche Erfahrungen in der Diagnostik und Therapie von PatientInnen mit Hörsturz und Tinnitus sammeln. Derzeit vertieft sie diese Kenntnisse durch einen Forschungsaufenthalt am Institut für Gehirnforschung der Georgetown University/Washington D. C.

Dr. med. Eberhard Biesinger
Dr. phil. Karoline Verena Greimel

Hörsturz und Tinnitus

Schnell verstehen und sofort richtig handeln

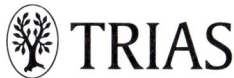 TRIAS

Bibliografische Information Der Deutschen Bibliothek
Die Deutsche Bibliothek verzeichnet diese Publikation in der Deutschen Nationalbibliografie; detaillierte bibliografische Daten sind im Internet über http://dnb.ddb.de abrufbar

Leserservice:

Wenn Sie Fragen oder Anregungen zu diesem Buch haben, schreiben Sie uns:
TRIAS Verlag
Postfach 30 05 04
70445 Stuttgart
Oder besuchen Sie uns im Internet:
unter www.trias-gesundheit.de

Anschrift des Autors:
Dr. med. Eberhard Biesinger
Maxplatz 5
83278 Traunstein

Programmplanung: Sibylle Duelli

Bearbeitung: Dr. med. Ulrike Novotny

Umschlaggestaltung:
Cyclus · Visuelle Kommunikation, Stuttgart

Textzeichnungen: Jess Märtterer
Christiane Solodkoff: Abb. S. 16, 17

Bildnachweis:
Umschlagfoto vorn: ZEFA
hinten: StockMarket

© 2003 TRIAS Verlag in MVS Medizinverlage Stuttgart GmbH & Co. KG
Printed in Germany

Satz: Fotosatz H. Buck, Kumhausen
Druck: Westermann Druck Zwickau, GmbH

Gedruckt auf chlorfrei gebleichtem Papier

ISBN 3-8304-3096-5   1 2 3 4 5 6

Wichtiger Hinweis:
Wie jede Wissenschaft ist die Medizin ständigen Entwicklungen unterworfen. Forschung und klinische Erfahrung erweitern unsere Erkenntnisse, insbesondere was Behandlung und medikamentöse Therapie anbelangt. Soweit in diesem Werk eine Dosierung oder eine Applikation erwähnt wird, darf der Leser zwar darauf vertrauen, dass Autoren und Verlag große Sorgfalt darauf verwandt haben, dass diese Angabe **dem Wissensstand bei Fertigstellung des Werkes** entspricht.
Für Angaben über Dosierungsanweisungen und Applikationsformen kann vom Verlag jedoch keine Gewähr übernommen werden. **Jeder Benutzer ist angehalten,** durch sorgfältige Prüfung der Beipackzettel der verwendeten Präparate und gegebenenfalls nach Konsultation eines Spezialisten festzustellen, ob die dort gegebene Empfehlung für Dosierungen oder die Beachtung von Kontraindikationen gegenüber der Angabe in diesem Buch abweicht. Eine solche Prüfung ist besonders wichtig bei selten verwendeten Präparaten oder solchen, die neu auf den Markt gebracht worden sind. **Jede Dosierung oder Applikation erfolgt auf eigene Gefahr des Benutzers.** Autoren und Verlag appellieren an jeden Benutzer, ihnen etwa auffallende Ungenauigkeiten mitzuteilen.

5

Vorwort

Dieses Buch soll helfen, die Weichen für richtiges Handeln bei akuten Ohrgeräuschen und akutem Hörsturz zu stellen und die Entscheidung für die richtige Therapie zu treffen. Es wendet sich an Betroffene und an Behandelnde, insbesondere auch an die Ärzte.

Im Herangehen an die Behandlung ist ein interdisziplinärer Weg wichtig. Deshalb werden nicht nur die medizinischen, sondern auch die seelischen Aspekte dargestellt. Eine entsprechende richtige Beratung zu Beginn kann dazu beitragen, ein Chronischwerden des Ohrgeräusches oder eine chronische Schwerhörigkeit zu vermeiden.

Jeder Hörsturz und jeder Tinnitus ist individuell und unterschiedlich. Die Betroffenen finden selten für ihre persönlichen Fragen und Umstände eine individuelle Hilfe im Internet oder Lehrbüchern. Aus diesem Grund war es uns ein weiteres Anliegen, das Buch so auszustatten, dass der Einzelne möglichst zur Fachfrau/zum Fachmann seiner individuellen Problematik werden kann und daraus die richtigen Entscheidungen zu fällen in der Lage ist.

In diesem Buch werden die neuesten Erkenntnisse aus der medizinischen und der verhaltenstherapeutischen Forschung vorgestellt. Die beschriebene medikamentöse Behandlung kann als Leitlinie angesehen werden, jedoch nicht als zwingend erforderliche Behandlung, denn noch zeigt die wissenschaftliche Beurteilung auch der »gängigen« Therapieverfahren keine beweisende Wirksamkeit!

Für das Vorgehen bei den verschiedenen Hörsturztypen dienten die Empfehlungen der Expertenkonferenz der Deutschen Gesellschaft für Hals-Nasen-Ohren-Heilkunde, Kopf- und Halschirurgie als Grundlage. Dem Verlag sei gedankt, dass das Buch sehr rasch fertiggestellt wurde, um die aktuellen Gesichtspunkte mit einfließen zu lassen.

Salzburg/Traunstein   Dr. med. Eberhard Biesinger
im Januar 2003   Dr. phil. Karoline V. Greimel

Liebe Leserin, lieber Leser!

Mit diesem Buch halten Sie einen Leitfaden in Händen, wie Sie mit einem neu aufgetretenen Hörsturz oder Tinnitus am besten umgehen. Dieses Büchlein ist sowohl für Betroffene als auch für Ärzte geeignet. Denn wenn wir mal ehrlich sind: Wer kann schon alles wissen und über alle Erkrankungen bis ins Kleinste informiert sein?

Neben dem Ablauf einer optimalen Akutbehandlung finden Sie auch wichtige Hinweise, wie es anschließend weitergehen kann. Das Allerwichtigste aber ist doch, dass wir als Patienten zu Experten unserer Krankheit werden, dass wir genau wissen, in welchem Stadium wir uns befinden und was wir nun tun müssen. Das ist ein erster Schritt in die Selbsthilfe.

Wenn Sie sich in den Finger geschnitten haben, wissen Sie ganz genau, was jetzt zu tun ist. Sie nehmen ein Pflaster und decken die Wunde einige Stunden oder auch Tage damit ab, bis alles wieder heil ist. Dieses Verhalten können Sie getrost auch auf den Tinnitus übertragen. Sie sollen eine innere Sicherheit dafür bekommen, welche Therapie und welches Verfahren für Sie richtig ist. Selbstverständlich bedürfen Sie dazu der Beratung Ihres Arztes, dem Sie persönlich vertrauen.

In den folgenden Kapiteln werden Sie zunächst ausführlich über das Krankheitsbild informiert, dann über Therapien und auch über das, was Sie als Betroffene(r) selbst tun können. Wenn Sie im Zweifel sind, ob die eine oder andere Therapie für Sie in Frage kommen kann, nehmen Sie dieses Buch ruhig mit zu Ihrem Arzt und bitten Sie ihn, sich die für Sie wichtigen Passagen anzuschauen.

Die Deutsche Tinnitus-Liga ist die größte Selbsthilfeorganisation in Europa »gegen« Hörsturz, Tinnitus, Morbus Ménière und Hyperakusis. Ich stehe Ihnen mit meinem Team gerne beratend zur Seite. An dieser Stelle möchte ich mich auch bei den Autoren bedanken, dass sie neben ihrer Arbeit die Mühe auf sich genommen haben, dieses wundervolle Buch zusammenzustellen.

Elke Knör
Präsidentin der Deutschen Tinnitus-Liga e.V.

Das Wichtigste vorweg

In diesem Kapitel erfahren Sie, was ein so genannter Hörsturz – eine Hörminderung oder sogar akute Ertaubung – bedeutet, und worauf akut auftretende Ohrgeräusche beruhen. Beides sollte scharf voneinander getrennt werden, weil sich die eventuell notwendige Behandlung eines akut auftretenden Ohrgeräusches (Tinnitus) danach richtet, ob gleichzeitig eine Hörminderung besteht oder nicht.

> Ein Hörsturz kann mit oder ohne Tinnitus auftreten. Ein Tinnitus kann sich mit oder ohne Hörminderung bemerkbar machen.

Was ist ein Hörsturz?

Bei einem Hörsturz hört man akut schlechter – entweder alle oder einzelne Tonhöhen.

Als Hörsturz bezeichnet man einen akuten Hörverlust. Dieser Hörverlust kann alle Tonhöhen (Frequenzen) betreffen, die das menschliche Gehör wahrnimmt, so dass man insgesamt schlechter hört. Er kann jedoch auch auf bestimmte Tonhöhen begrenzt sein, die übrigen bleiben wie gewohnt hörbar. Am häufigsten treten Hörstürze im Bereich der tiefen Töne auf. Hörstörungen im Bereich der hohen Töne sind seltener.

Oft ist die Schwerhörigkeit nicht das erste Symptom, sondern die Betroffenen bemerken zuerst ein Druckgefühl im Ohr, das in 80 % der Fälle von einem Summen, Rauschen oder Brummen begleitet ist, dem sogenannten Tinnitus.

Hörstürze treten gehäuft im Winter und Frühling auf, wenn eine höhere Infektanfälligkeit besteht. Manche Wissenschaftler vermuten daher, dass einige Hörstürze durch Viren ausgelöst sind. Eine andere Ursache für einen Hörsturz ist eine Durchblutungsstörung des Ohres. Hierbei spielen erhöhte Blutfettspiegel und eine erhöhte Konzentration von Blutgerinnungseiweiß, dem Fibrinogen, eine Rolle.

Bei Hörsturz und Tinnitus ist offenbar auch Stress von Bedeutung. Eine ständige Überforderung führt auch zu einer Überbeanspruchung des Hörsinnes und damit der Ohren. Hinzu kommen schädigende Einflüsse auf das Hörorgan durch die Zivilisation, beispielsweise durch falsche Ernährung und eine Beschallung mit technischen Geräuschen, für deren Frequenzspektrum unsere Ohren wohl nicht entwickelt sind. Professor Plester, ehemaliger Direktor der Universitäts-HNO-Klinik in Tübingen, untersuchte Völker, die von unserer Zivilisation nicht berührt waren. Menschen dieser Naturvölker hören bis ins hohe Alter hinein normal und klagen nur äußerst selten über Ohrgeräusche. Ein »Hörsturz« war bei ihnen unbekannt.

Ein Hörsturz kann vom Lebensstil mit verursacht werden.

Die Ursachenforschung ist noch lange nicht abgeschlossen. Für die Behandlung von Ohrgeräuschen und Tinnitus und für deren Vorbeugung sind jedenfalls die Beseitigung von krankmachendem Stress und das richtige Schlafen von grundlegender Bedeutung, weshalb diesen beiden Themen jeweils ein eigenes Kapitel gewidmet ist.

Symptome bei Hörsturz

Druckgefühl im Ohr	Verzerrtes Hören
Geräuschempfindlichkeit	Schwindel
Schwerhörigkeit oder Ertaubung	Echoartiges Hören

Wichtig

Ein Hörsturz betrifft immer das Innenohr. Wenn er nicht in kurzer Zeit von selbst verschwindet, muss er medikamentös behandelt werden.

Ein Hörsturz ist aus medizinischer Sicht eine Funktionsstörung des Innenohres mit medizinischen Ursachen (Tab. 1). Nach den heutigen Erkenntnissen der Innenohrforschung darf bei Hörsturz auf eine medikamentöse Therapie nicht verzichtet werden. Die Experten sind sich einig, dass ein längeres Zuwarten nach Eintreten eines Hörsturzes ohne Therapie das Risiko einer dauerhaften Schwerhörigkeit erhöht.

Aber: Der Körper verfügt über wirkungsvolle Selbstheilungskräfte. Deshalb gilt:

> Erst einmal darüber schlafen! Hörsturz und Tinnitus gelten als Eilfall – nicht als Notfall!
>
> Sollte das Symptom am nächsten Morgen noch vorhanden sein, suchen Sie bitte den HNO-Arzt auf.

● **Tab. 1: Medizinische Ursachen für einen Hörsturz**

Virusinfekte werden heute als häufigste Ursache für einen Hörsturz angesehen.

Virale Enzündungen
Andere Infektionen, z. B. Borreliose (durch Zeckenbiss übertragen)
Fettstoffwechselstörungen
Störungen des Blutkreislaufs (zu hoher oder zu niedriger Blutdruck)
Herzrhythmusstörungen mit Gefahr der Verschleppung eines Blutgerinnsels
Verletzungen, z. B. Riss der Membran des Runden Fensters
Akute Probleme der Halswirbelsäule
Durchblutungsstörungen, z. B. wegen Arteriosklerose oder Bluteindickung
Störungen des Immunsystems

Was ist ein Tinnitus?

Tinnitus ist keine Krankheit, sondern Zeichen einer Funktionsstörung.

»Tinnitus« ist die lateinische Bezeichnung für »Klingen«. Das Wort wird im medizinischen Sprachgebrauch für alle Arten von Geräuschen im Kopf verwendet. Durch häufige, tendenziell oft katastrophisierende Berichte in den Zeitungen und Medien vermuten viele hinter diesem Wort ein »bösartiges Ohrgeräusch«, eine ernste Krankheit. Dies sieht der Mediziner ganz anders. Die moderne Gehirnforschung zeigt, dass Ohrgeräusche

- nicht unbedingt vom Ohr kommen, sondern auch **im Gehirn** produziert werden können, von allen Nervenzellen, deren Funktion dem Hören zugeordnet ist
- also bei fehlender Schwerhörigkeit **keinen** »Ohrschaden« bedeutet,
- in aller Regel **keine** Krankheit bedeuten (diese werden durch sorgfältige HNO-ärztliche Diagnostik ausgeschlossen),
- in absoluter Stille von **jedem** gehört werden können,

- nur **selten** einen Leidensweg bedeuten,
- dass die Belästigung durch das Ohrgeräusch **unabhängig** von der empfundenen Lautstärke ist!

Symptome bei Tinnitus

Tinnitus kann sich mit allen Arten von Geräuschen äußern, beispielsweise als Rauschen, Summen, Surren, Pfeifen, Brummen, Geräuschen ähnlich Grillenzirpen, Zahnarztbohrer, Kreissäge oder Turbine, als Klopfen oder pulsartiges Rauschen.

Wichtig

Ein Tinnitus kann vom Innenohr kommen, aber auch aus den Zentren des Gehirns, die den Höreindruck verarbeiten. Folglich gilt: Ein Tinnitus ohne Hörsturz muss nach heutigem Kenntnisstand nicht in jedem Fall medikamentös behandelt werden. Hierüber müssen Sie mit Ihrem HNO-Arzt entscheiden!

Medikamente sind bei Tinnitus in vielen Fällen entbehrlich.

Tritt ein Tinnitus in Verbindung mit einem Hörverlust auf, handelt es sich streng genommen um einen Hörsturz. In diesem Fall muss eine medikamentöse Therapie (siehe Seite 26 ff.) eingeleitet werden.

Bei einem Tinnitus ohne Innenohrschädigung muss von einer »Eigenaktivität« der Nervenzellen im Gehirn ausgegangen werden. Diese Störung beruht nach heutigen Erkenntnissen nicht auf einer körperlichen Krankheit, sondern auf einer Fehlverarbeitung akustischer Signale.

Vergleichen wir das mit einem Computer: Der Hörsturz bedeutet einen Defekt in der Hardware, der repariert werden muss, während der Tinnitus ohne Hörverlust einem Defekt in der Software entspricht, der durch neue Programmierung behoben werden kann (siehe auch Seite 49 ff.).

Wichtig

Bei jedem Ohrgeräusch gilt als oberstes Gebot: Beachten Sie das Ohrgeräusch akustisch nicht! Wie Ihnen das gelingt, finden Sie ab Seite 46 ff. beschrieben.

Jede Minute, in der Sie das Ohrgeräusch durch gedankliche und/oder akustische Ablenkung nicht bewusst wahrnehmen, ist heilsam und bedeutet somit auch Therapie!

Die Bedeutung der Halswirbelsäule

Heute ist es erwiesen, dass es reflektorische, sich sekundenschnell auswirkende Einflüsse aus der Halswirbelsäule geben kann, die einen akuten Tinnitus, seltener einen Hörsturz, auslösen können.

> Im Akutfall – innerhalb der ersten Stunden und Tage – sollten Sie daher mehrmals die Halswirbelsäulen-Übung auf Seite 42 f. durchführen.

Blockierungen der Halswirbelsäulengelenke sollten rasch behoben werden.

Zur Diagnostik der Halswirbelsäule (HWS) sollten Sie einen Arzt oder Physiotherapeuten aufsuchen, der in der manuellen Therapie (auch als Chirotherapie bezeichnet) erfahren ist. Eine chiropraktische Manipulation an der Halswirbelsäule darf allerdings ausschließlich der »Profi« durchführen und dies keinesfalls mit ruckhafter Kraftausübung. Die moderne manuelle Therapie und Physiotherapie sowie die ebenfalls zu den manuellen Therapien gehörende Osteopathie kennen auch »weiche« Behandlungstechniken, die Funktionsstörungen an der Wirbelsäule beheben. Die Professionalität erkennen Sie an der Zusatzbezeichnung »Chirotherapie«, die nur der entsprechend Ausgebildete führen darf.

Ein Tinnitus und (oder) Hörsturz, die von einer Funktionsstörung der HWS verursacht wurden, kann nur in den ersten Tagen durch entsprechende korrigierende Maßnahmen an der HWS beseitigt werden. Danach ist der von der Wirbelsäule ausgehende Einfluss abgeklungen und das Symptom kann nicht mehr durch die Wirbelsäulenbehandlung beseitigt werden. Die Behandlung wirkt dann allenfalls noch lindernd. Sie kann allerdings auch sinnvoll sein, um Rückfällen vorzubeugen.

Wie Gehör und Hören funktionieren

Um die eingesetzten Behandlungsmöglichkeiten besser zu verstehen, lohnt es sich, die Funktion des Hörorgans und die Verarbeitung der Sinneseindrücke genauer kennen zu lernen.

Es ist erfreulich, wie die Detailkenntnis über diese Zusammenhänge in den letzten Jahren zugenommen hat. Weitere Forschungen werden sicherlich in den nächsten Jahren in Therapiekonzepte münden, die weit über das hinausgehen, was uns heute zur Verfügung steht.

Das Ohr – ein hochempfindliches Mikrofon

Die durch die Luft übertragenen Schallwellen werden durch die trichterähnliche Ohrmuschel aufgefangen und an das Mittelohr weitergeleitet. Im Mittelohr befinden sich das Trommelfell und die Gehörknöchelchen, die durch ihre mechanischen Eigenschaften die Schallwellen verstärken können. Dem Mittelohr nachgeschaltet ist das so genannte Innenohr mit der Hörschnecke und dem Labyrinth (Gleichgewichtsorgan).

Das Innenohr ist der Ort des Geschehens bei Hörsturz und vielfach auch bei Tinnitus.

Da unser Gehirn ähnlich einem Computer funktioniert und nur elektrische Information verarbeiten kann, müssen die über die Luft getragenen mechanischen Schallwellen durch ein Mikrofonsystem in elektrische Impulse umgewandelt werden. Dies ist die Aufgabe der Hörschnecke, die sich im Innenohr befindet (Abb. 1). Abbildung 2 gibt die Hörschnecke »ausgerollt« wieder, um die darin stattfindenden Vorgänge besser verständlich zu machen.

Schaut man in die Hörschnecke hinein, sieht man feine Kanäle und die wichtigsten Teile des Mikrofons: die Sinneszellen, wegen ihres Aufbaus auch »Haarzellen« genannt (Abb. 4). Sie sitzen in einer Reihe und funktionieren ähnlich einem Klavier. Jede Haarzelle ist im Prinzip für einen bestimmten Ton zuständig. Kommt über das Trommelfell und die Gehörknöchelchen ein bestimmter Ton in das Innenohr herein, werden die ent-

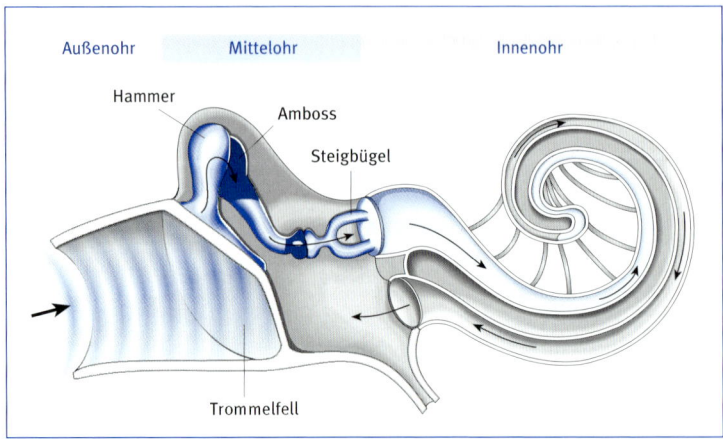

Abb. 1: Die Hörschnecke im Innenohr.

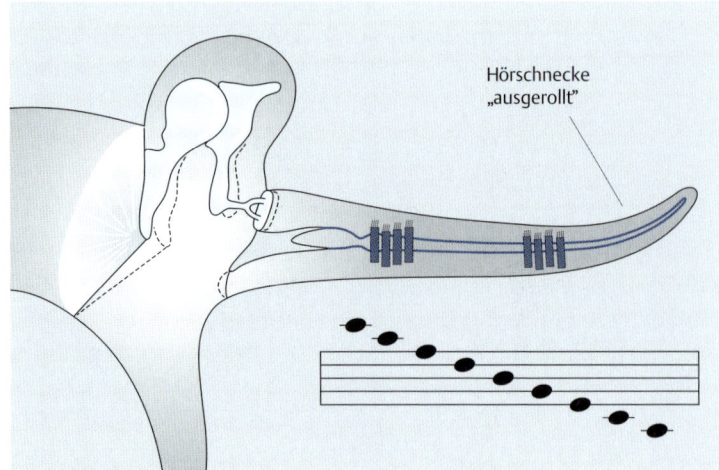

Jede Haarzelle im Innenohr ist für einen Ton zuständig.

Abb. 2: Die Hörschnecke im »ausgerollten« Zustand.

sprechenden Sinneszellen der Tonhöhe nach aktiviert. Im Gegensatz zum Klavier besteht unser Innenohr jedoch aus über 40 000 »Tasten« mit zirka einer Million beweglicher Teile pro Ohr. Dies verdeutlicht die unglaubliche Präzision, mit der die Natur das Sinnesorgan ausgestattet hat!

Die Durchblutung des Innenohrs

Die Durchblutung des Innenohres mit der Hörschnecke wird vom Körper sehr exakt geregelt und ist weitgehend unabhängig von außerhalb des Kopfbereiches herrschenden Einflüssen wie dem Blutdruck.

Abb. 3 zeigt einen Querschnitt durch die »Röhre« der Hörschnecke. Die Blutgefäße verlaufen nur am äußeren Rand der Hörschnecke, fern vom inneren Zentrum, in dem die Nervenzellen liegen. Dies hat einen einfachen Grund: Würden Blutgefäße in direkter Nachbarschaft der höchstempfindlichen Hörnerven verlaufen, hörten wir ständig das Blut rauschen. Die Blutgefäße stehen in Verbindung mit der »Schleimhaut« des Innenohres (Stria vascularis), die die ernährende Flüssigkeit bildet.

Blutgefäße und Nervenzellen sind in der Hörschnecke räumlich getrennt.

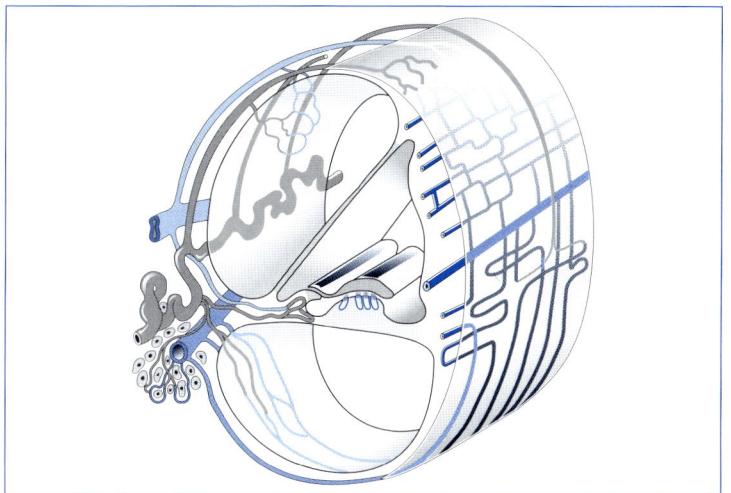

Abb. 3: Querschnitt durch die »Röhre« der Hörschnecke.

Hinweis

Die Experten sind sich heute sicher, dass es nur in besonderen Fällen zu »echten Durchblutungsstörungen« kommt. Die Einnahme durchblutungsfördernder Tabletten wird deshalb heute als weitgehend sinnlos angesehen.

17

Vom Schall zum Höreindruck

Die Haarzellen befinden sich in einer Flüssigkeit, deren Inhalts-stoffe mit ihren elektrischen Ladungen sehr präzise von einer »Schleimhaut« des Innenohres ständig erneuert und überwacht wird. Wenn die Gehörknöchelchen eine Schallwelle auf das Inne-nohr übertragen, entstehen in der Flüssigkeit Wellen – wie wenn Sie einen Stein in einen See werfen. Diese Wellen wiederum be-wegen die feinen Härchenfortsätze. Eine Bewegung dieser »An-tennen« ist für die Sinneszelle das Signal oder der »Befehl«, einen chemisch-elektrischen Impuls auf den nachgeschalteten Hörnerv abzugeben. Hierzu setzt sie am unteren Ende chemische Substan-zen frei, die über eine Schaltstelle, die sogenannte Synapse, am Hörnerv einen elektrischen Impuls auslösen (Abb. 5).

Nach dieser Umwandlung in elektrische Information kann das Gehirn damit weiterarbeiten. Der Hörnerv als »Kabel« bringt die gesammelten Impulse zum Gehirn. Dort wird die Informati-on von verschiedenen Schaltstellen (s. Abb. 6, 2–5) ständig ana-lysiert, gefiltert, verstärkt oder auch völlig ausgeblendet, also ignoriert (Abb. 6).

Immer wiederkehrende Geräusche ohne Informa-tionswert kann das Ge-hirn ausblenden.

Das Ohr funktioniert 24 Stunden täglich und kann nicht wie die Augen geschlossen werden! Trotzdem werden wir nicht durch sämtliche ins Ohr eintreffende Umgebungsgeräusche belästigt – das Gehirn ist in der Lage, Geräusche, an die wir uns gewöhnt haben, vollständig abzuschalten, auch wenn sie relativ laut sind.

Beispiel

Schlucken Sie einmal! Wenn Sie bewusst Ihr Gehirn auf das Schlucken aufmerksam machen und hinhören, werden Sie fest-stellen, dass das Schlucken gar nicht so leise ist – wahrschein-lich lauter als vorhandene Ohrgeräusche! Obwohl wir ca. 3000 mal am Tag schlucken, werden die damit verbundenen Geräu-sche von uns kein einziges Mal wahrgenommen: Das Gehirn er-kennt dieses Geräusch als normal, zu uns gehörig, misst ihm keine wissenswerten Informationsinhalte bei und schaltet des-halb die Weiterleitung ab.

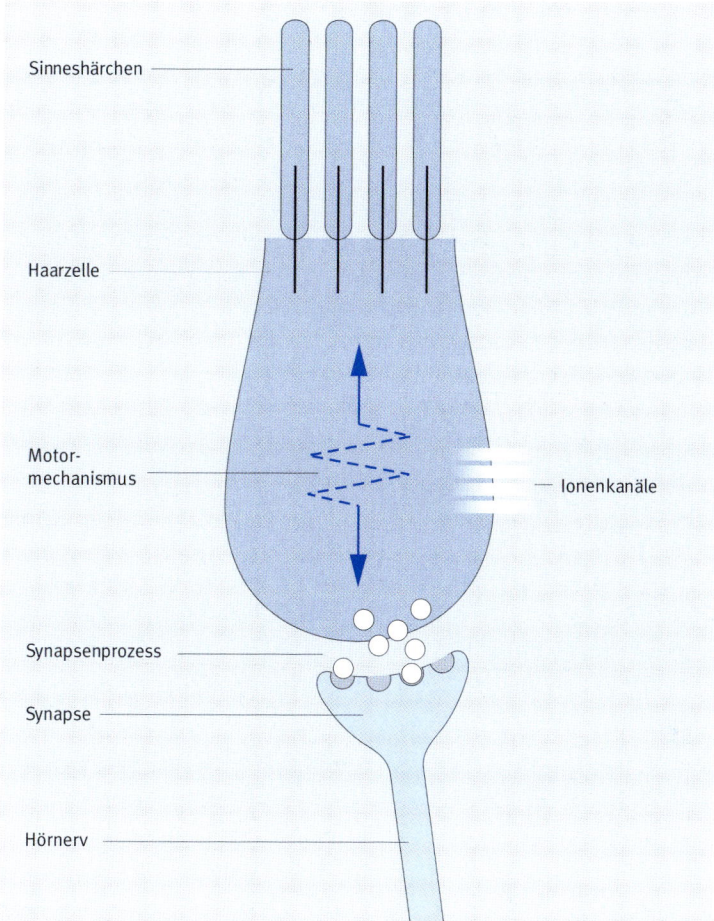

Sinneshärchen

Haarzelle

Motor-
mechanismus

Ionenkanäle

Synapsenprozess

Synapse

Hörnerv

Abb. 4: Die Sinneszellen im Ohr.

Diese Vorgänge spielen bei der Verarbeitung von Ohrgeräuschen eine große Rolle. Wird ein Geräusch wie das Schlucken vom Gehirn als »normal«, uns zugehörig analysiert und bewertet, so kann es vom Gehirn bereits auf der untersten Ebene des Computersystems (s. Abb. 6) im Hirnstamm (s. Abb. 7) abgeschaltet werden. Es wird dann nicht mehr bewusst wahrgenommen.

Anders jedoch, wenn das vom Ohr übersandte akustische Signal für uns fremd oder gar als Warnton erkannt wird: Ein sol-

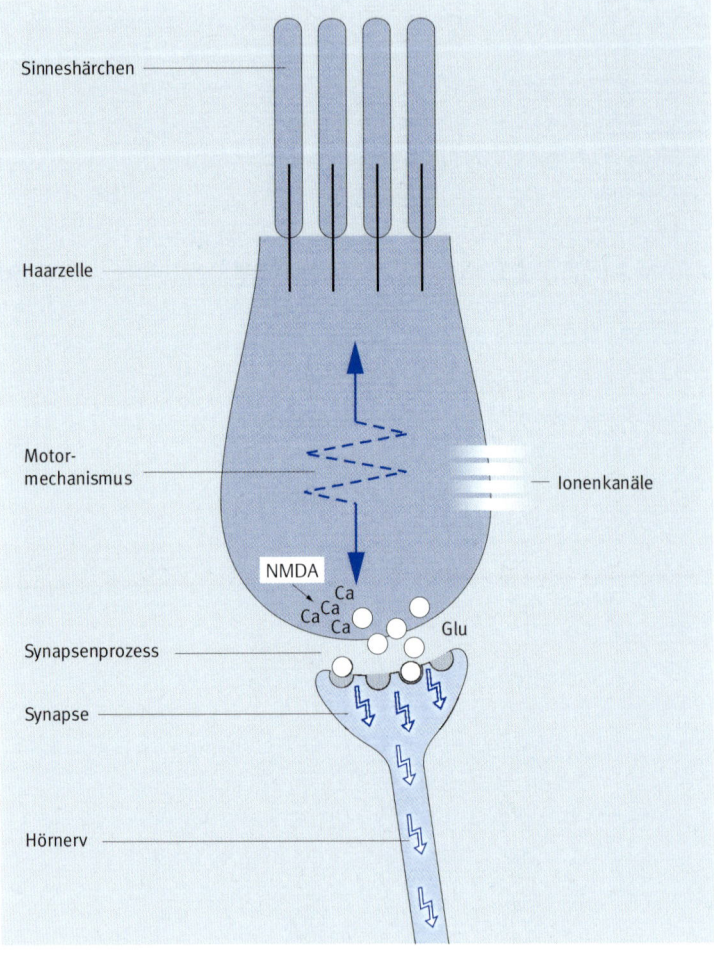

Sinneshärchen

Haarzelle

Motor-
mechanismus

Ionenkanäle

NMDA

Ca
Ca Ca
Ca Ca

Glu

Synapsenprozess

Synapse

Hörnerv

Abb. 5: Umwandlung des mechanischen Impulses in einen elektrischen (Nerven-)Impuls mithilfe der Ausschüttung von Botenstoffen.

Als Warnton empfundene Geräusche erlangen hohe Aufmerksamkeit.

ches Signal, auch ein neu aufgetretenes Ohrgeräusch, wird von allen Computersystemen des Gehirns verstärkt und ständig zur weiteren Analyse in unser Bewusstsein geschickt. Dies bedeutet die dauernde Präsenz dieses akustischen Signals und damit eine Belästigung.

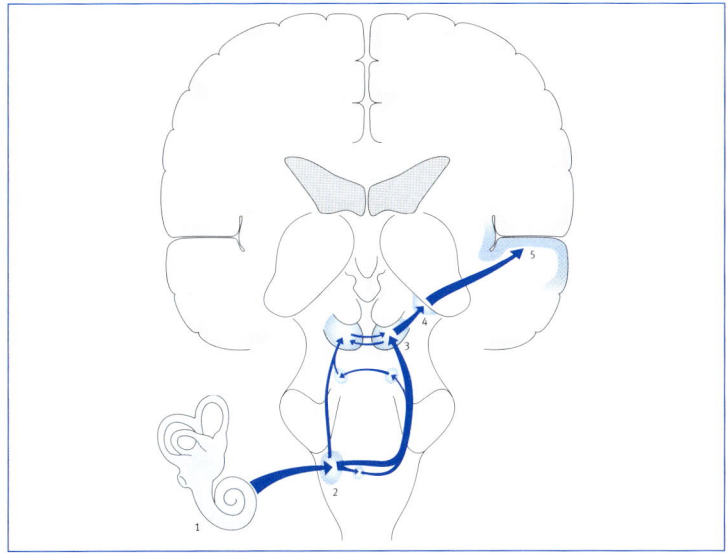

Abb. 6: Die Schaltzentralen für den Höreindruck im Gehirn.

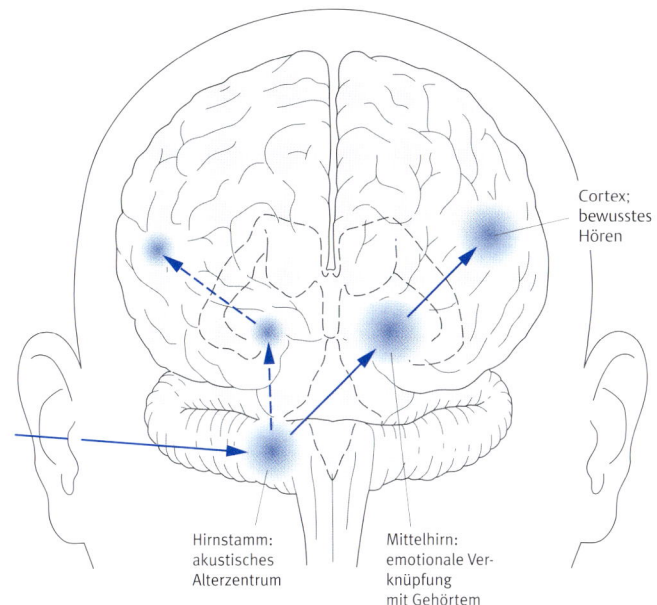

Abb. 7: Die Verarbeitung akustischer Signale und Informationen in unserem Gehirn

Wird der Tinnitus bewusst mit Missachtung gestraft, kann ihn das Gehirn eher ausblenden.

Im Mittelhirn (s. Abb. 7) werden akustische Signale abgespeichert und gelernt. Aber auch wieder vergessen! Im Falle eines Tinnitus sollte es so wenig wie möglich benutzt werden, um ein Abspeichern und Lernen des lästigen Geräusches zu vermeiden.

> Deshalb ist sowohl die akustische Ablenkung durch von außen kommende Geräusche als auch die gedankliche Ablenkung vom Ohrensausen gerade beim neu aufgetretenen Ohrgeräusch von zentraler Bedeutung, um ein »Lernen« des Geräusches und damit eine Chronifizierung zu verhindern!

Wann kommt es zu einem Hörsturz, wann zu Tinnitus?

Das Innenohr meldet mit Hilfe der Höreinbuße, dass etwas nicht stimmt!

Professor Zenner, Universität Tübingen, beschrieb es so: die Sinneszellen des Innenohres haben kein Schmerzempfinden. Bei einer Störung oder Schädigung können sie sich nur mit Hilfe von Tönen, also mit Tinnitus »melden« und (oder) durch eine Funktionseinbuße, also durch einen Hörverlust.

Ging dem Hörsturz oder Tinnitus ein akutes Lärmtrauma, eine chronische Überlastung der Ohren durch Lärm oder ein Unfall voraus, liegt die Ursache recht deutlich auf der Hand. In den meisten Fällen wird es sich aber kaum feststellen lassen, was den Hörsturz bzw. Tinnitus ausgelöst hat, da die genannten Ursachen nicht sehr häufig sind. Es wird vermutet, dass Viren die häufigsten Auslöser sind, es sich also um einen »Schnupfen im Innenohr« handelt. Diese Vermutung wird dadurch untermauert, dass sich Hörsturzereignisse im Frühjahr und Herbst häufen, also in der Saison der Erkältungskrankheiten.

Ein solcher »Schnupfen« kann im Innenohr zu Immunreaktionen führen. Sie äußern sich ähnlich wie eine »Allergie« (überschießende Abwehrreaktion) oder »Rheuma-Erkrankung« (Abwehrreaktion gegen körpereigenes Gewebe). Über diese Phänomene forschte insbesondere Professor Arnold vom Klinikum Rechts der Isar in München.

Untersuchungen von Privat-Dozent Dr. Suckfüll am Klinikum Großhadern in München zeigten, dass möglicherweise eine Blutgerinnungsstörung häufiger auftritt als bisher vermutet. Hierbei besteht eine erhöhte Neigung zur Bildung kleiner Blutgerinnsel. Deshalb sollten Menschen mit erhöhten Cholesterinwerten und einem erhöhten Wert des Gerinnungseiweißes Fibrinogen mit ihrem Hausarzt sprechen, wie diese Werte gesenkt werden können.

Alle diese Theorien, die allerdings nicht endgültig bewiesen sind, liegen der Überlegung zugrunde, welche Medikamente für den Einsatz im Akutfall sinnvoll sind.

Enge Nachbarschaft: das Gleichgewichtsorgan

Das Innenohr und das so genannte Labyrinth sind Nachbarn. Wenn in die Vorgänge beim Hörsturz auch das Gleichgewichtsorgan mit einbezogen ist, können unter Umständen nicht nur Schwerhörigkeit und Tinnitus auftreten, sondern auch Schwindel, Unwohlsein oder Übelkeit. Da die tiefen Töne nur ungenau wahrgenommen werden, kann beim Tieftonhörsturz (S. 35 f.) der Schwindel zunächst das erste Symptom sein, das der Patient verspürt.

Auch das Gleichgewichtsorgan kann in die Störung einbezogen sein.

23

Die medizinische Akutbehandlung des Hörsturzes

In diesem Kapitel finden Sie die Behandlung des Hörsturzes mit oder ohne Tinnitus. Die Therapie des Tinnitus ohne Hörsturz, die bis auf Ausnahmen ohne Medikamente auskommt, ist ab Seite 41 beschrieben.

Notfall oder Eilfall?

Ruhe bewahren und erst einmal eine Nacht darüber schlafen ist das Richtige bei akutem Hörsturz.

Der Körper verfügt über gute Selbstheilungskräfte. Wie ein Schnupfen oder ein grippaler Infekt kann auch ein Hörsturz mit oder ohne akuten Tinnitus vom Körper selbst behandelt werden. Deshalb ist bei Eintreten eines plötzlichen Hörverlustes zunächst einmal Ruhe und gelassenes Abwarten angezeigt.

Das ist als Erstes zu tun

- Atmen Sie einmal tief durch und achten Sie auf einen ruhigen Atemrhythmus!
- Wenn Sie ein Ohrgeräusch haben: »Überhören«, also ignorieren Sie es bestmöglich, indem Sie sich akustisch und gedanklich ablenken. Meiden Sie die Stille und prüfen Sie nicht immer wieder, ob es noch da ist!
- Führen Sie mehrmals hintereinander die auf Seite 42 f. beschriebene Halswirbelsäulenübung durch. Achten Sie zwischen den Übungen auf eine Entspannungsphase von mindestens zwei Minuten.
- Lassen Sie Ihren Tag ohne Hektik zu Ende gehen.
- **Ignorieren Sie Tinnitus!** Essen Sie nicht zu spät am Abend und nur leichte Kost (Kohlenhydrate wie Reis, Nudeln, Brot – kein Fleisch, keine Salate). Ein Glas Wein oder Bier ist der Entspannung förderlich und nicht verboten!
- Wenn Sie Einschlafprobleme haben, wenden Sie die Empfehlungen ab Seite 65 ff. an.
- Sollte das Symptom am nächsten Tag noch vorhanden sein: Gehen Sie zum HNO-Arzt bzw. zur HNO-Ärztin!

Eine unangemessene Stressreaktion oder gar eine Panik aufgrund des Symptoms führt zu Verkrampfungen und ist den Selbstheilungskräften nicht dienlich!

HNO-ärztliche Diagnostik

Zunächst wird Sie der Arzt oder die Ärztin nach der Entstehung des Symptoms fragen. Oft lässt diese Schilderung bereits Rückschlüsse auf die Ursache zu. Für die weitere Behandlung ist es auch wichtig, dass Sie Ihre eigenen Gedanken, Ängste und Vermutungen schildern – sonst kann es geschehen, dass Sie und Ihr Arzt »im Stillen« aneinander vorbei denken und arbeiten.

An medizinischer Diagnostik steht der Hals-Nasen-Ohrenheilkunde ein Arsenal hochpräziser Instrumente für das ganze Hörsystem zur Verfügung:

Zunächst wird das Ohr mit dem Mikroskop betrachtet. Ein Ohrpfropf kann die Symptome eines Hörsturzes auslösen, und ein kleines Härchen auf dem Trommelfell nach dem Frisörbesuch kann ein ziemlich lästiges Geräusch verursachen.

Darauf folgt die Hörprüfung und eine Messung der Druckverhältnisse im Mittelohr und der Beweglichkeit der Gehörknöchelchen. Mit Hilfe der verschiedenen so genannten otoakustischen Emissionen lässt sich das Innenohr prüfen und dabei die Funktion jeder Nervenzelle abtasten.

Die Hörprüfung wird sofort durchgeführt, andere Untersuchungen folgen – je nach Befund – in zeitlichem Abstand.

Schließlich kann die Hörbahn entlang des Hörnerven und im Gehirn mit der Analyse spezieller Hirnströme untersucht werden (sog. BERA). Diese Untersuchung dient der Suche nach einem gutartigen Gewächs des Hörnerven, dem so genannten Akustikusneurinom.

Dem Schwindel geht man mit speziellen Gleichgewichtsprüfungen nach. Ergeben sich aus den Untersuchungen weitere Fragestellungen, werden der HNO-Arzt oder die HNO-Ärztin Sie vielleicht zur Kernspintomografie schicken, um das »Innenleben« des Hörsystems und Gehirns zu sehen.

Nicht alle diese Untersuchungen werden sofort vorgenommen. Einige sind erst bei bestimmten Befunden »fällig«, bei anderen wartet man ab, bis sich die akuten Geschehnisse im Innenohr beruhigt haben und die mit der Untersuchung verbundenen Geräusche oder Empfindungen weniger stören.

Untersuchungen beim Hausarzt

Der Hausarzt klärt ab, ob andere Störungen zum Hörsturz beigetragen haben.

Der große Vorteil einer hausärztlichen Betreuung besteht darin, dass der Hausarzt oder die Hausärztin die Patienten kennt – mit ihren individuellen medizinischen Risiken und Lebensgewohnheiten. Daher können Hausarzt oder Hausärztin gezielter untersuchen und entsprechend andere Fachärzte wie Orthopäden oder auch Neurologen zu Rate ziehen.

Allgemein sollten das Herz-Kreislaufsystem, der Stoffwechsel (Fette, Harnsäure, Zucker, Leberwerte usw.) und die Gerinnungsbereitschaft des Blutes in die Überlegungen mit einbezogen werden. Auch seltenere Infektionskrankheiten, z. B. nach Zeckenbiss (Borreliose), stehen zur Diskussion.

Medikamente bei Hörsturz

Den folgenden Empfehlungen zur Medikamentenanwendung liegt der aktuelle Konsensus der führenden Hörsturz-Experten zugrunde. Sie können also als Leitlinie aufgefasst werden. Je nach Erfahrung des Arztes und vorbehaltlich wissenschaftlicher Fortschritte kann die Therapie im Einzelfall von diesen Empfehlungen abweichen.

Glucocorticoide (»Kortison«)

Glucocorticoide, kurz »Kortison« genannt, entsprechen einem körpereigenen Hormon, das aus der Nebennierenrinde (Cortex) ausgeschüttet wird. In der therapeutischen Anwendung werden sie wesentlich höher dosiert, als es der natürlichen Konzentration im Körper entspricht.

Der Einsatz von Kortison beruht auf der Vorstellung, dass viele Hörstürze mit hoher Wahrscheinlichkeit durch eine Virusinfektion und die dadurch hervorgerufene Entzündungsreaktion im Innenohr entstanden sind. Die Entzündung führt zu einer Schwellung der Nervenzellen und des Gewebes im Innenohr. Kortison wirkt im hohen Maße antientzündlich und abschwellend. Dass diese Wirkung bei Hörsturz nützlich ist, zeigen viele internationale Studien.

Kortison wirkt gegen Schwellungen und übermäßige Abwehrreaktionen, so dass es sehr häufig angezeigt ist.

Darüber hinaus vermutet man bei manchen Hörsturzarten eine „allergische" Ursache, d. h. eine Überreaktion der Immunabwehr. Eine Allergie ist eine Überreaktion der Abwehr. Auch diese Reaktion wird durch Kortison behoben. Bei einem Knalltrauma geht man ebenfalls von einer Schwellung aus, die durch Kortison gut beeinflusst wird.

So läuft die Behandlung ab

Sie erhalten zunächst Kortison in hoher Dosierung meist als Injektion (Spritze) oder Infusion (mit Flüssigkeit verdünnt) über drei bis fünf Tage, je nach Befund.

Anschließend kann auf eine Einnahme in Tablettenform übergegangen werden. Die Dosis wird regelmäßig reduziert, bis nach etwa 10 bis 15 Tagen die Behandlung »ausgeschlichen« ist. Es ist unbedingt wichtig, sich an diese Dosierung zu halten, weil die körpereigene Bildung des Hormons durch die Gabe von außen unterbrochen wird und unter Dosisverminderung allmählich wieder »anspringen« muss.

Infusion mit Hydroxy-Ethyl-Stärke (HES)

Hydroxy-Ethyl-Stärke in Flüssigkeit ist ein so genannter »Plasmaexpander«. Das bedeutet, dass diese Lösung die Blutflüssigkeit (Plasma) vermehrt. Gleichzeitig verbessern sich die Fließeigenschaften des Blutes durch die Blutverdünnung. Das Blut kann besser in den kleinen Blutgefäßen, wie sie im Innenohr vorliegen, zirkulieren. Damit soll die Zufuhr von ernährenden Substanzen und der Abtransport von »Schlacken« aus dem Innenohr verbessert werden.

HES verbessert die Blutfließeigenschaften.

So läuft die Behandlung ab

Die Lösung muss gleichmäßig über mindestens zwei bis vier Stunden in das venöse Blut einlaufen. Das ist ambulant oder stationär möglich. Die Infusionstherapie ist über fünf bis zehn Tage sinnvoll. Bei längerer Anwendung kann dieses Medikament zu unangenehmem Juckreiz führen.

> **Wichtig**
>
> Frühere Behandlungen mit diesem Mittel hat sich der Körper »gemerkt« und reagiert dann schneller mit dieser lästigen Nebenwirkung. Teilen Sie deshalb dem Arzt mit, ob Sie früher schon einmal solche Infusionen bekommen haben!

Gefäßerweiternde Mittel (Vasodilatanzien)

Gefäßerweiternde Mittel und Lidocain wirken nur als Infusion.

Medikamente, die die Blutgefäße erweitern und damit die Durchblutung verbessern, wirken bei akutem Hörsturz allenfalls in Form einer Infusion, also mit gleichzeitiger Gabe von Flüssigkeit. Eingesetzt wird beispielsweise Pentoxifyllin (Trental®). Die Experten sind sich einig, dass Gefäß erweiternde Mittel in Tablettenform zur Behandlung eines Hörsturzes nicht empfohlen werden können.

Lidocain

Lidocain ist ursprünglich ein örtlich betäubendes Mittel. Es blockiert die Weiterleitung von Nervenimpulsen und dichtet Membranen ab. Bei Hörsturz sorgt Lidocain dafür, dass die Sinneszellen wieder eine normale elektronische »Aufladung«, vergleichbar einer Batterie, bekommen. Diese Substanz kann nur als Infusion gegeben werden, weil sie in Tablettenform eingenommen nicht ausreichend und zuverlässig genug ins Blut übergehen würde. Die Entscheidung, ob diese Substanz eingesetzt wird, hängt von der Situation im Innenohr ab und wird unter anderem anhand der otoakustischen Emissionen beurteilt.

So läuft die Behandlung ab

Die Lösung muss gleichmäßig über mehrere Stunden in das venöse Blut einlaufen. Da sich Lidocain auch auf das Reizweiterleitungssystem am Herzen auswirken könnte, darf es nur in der Klinik gegeben werden, weil hier entsprechende Überwachungsmöglichkeiten bestehen. Die Infusionstherapie ist über fünf bis zehn Tage sinnvoll und richtet sich in der Dosierung nach einem Schema, das die HNO-Ärzte vorgeben.

Entwässernde Medikamente

Für bestimmte Hörsturzarten können entwässernde Medikamente sinnvoll sein. Hierzu gehört Furosemid (z. B. Lasix®). Furosemid kann in hohen Dosierungen allerdings selbst das Innenohr schädigen und gehört deshalb in die Hand des Spezialisten, ebenso wie Maßnahmen zur Entwässerung mit so genannten hyperosmolaren Lösungen (Mannit-Lösung oder Glycerol), bei denen ebenfalls Nebenwirkungen beachtet werden müssen. Diese Lösungen müssen sorgfältig infundiert werden. Furosemid steht in Tablettenform zur Verfügung.

In Einzelfällen hilft eine entwässernde Therapie durch Spezialisten.

Weitere Behandlungsverfahren

Neben Medikamenten stehen weitere Behandlungsverfahren zur Verfügung, die abhängig von den Befunden im Einzelfall angezeigt sein können.

Hyperbare Sauerstofftherapie (HBO)

Um einen Sauerstoffmangel im Innenohr auszugleichen, bedarf es der hyperbaren Sauerstofftherapie. »Hyperbar« bedeutet »unter erhöhtem Druck« (im Vergleich zum normalen Luftdruck der Umgebung). Nur die Atmung von Sauerstoff unter erhöhtem Außendruck, in einer »Taucherglocke«, ermöglicht es, mehr Sauerstoff in das Körperinnerste zu bringen. Mit keiner anderen Maßnahme gelingt es, den Sauerstoffgehalt im Innenohr zu erhöhen, auch nicht mit einer Sauerstoffanreicherung der Atemluft unter normalen Druckverhältnissen.

Die Therapie fußt auf der Überlegung, dass ein Sauerstoffmangel im Innenohr an den Geschehnissen beim Hörsturz beteiligt ist. Die Kosten für diese Therapie werden von den gesetzlichen

Krankenkassen noch nicht übernommen. Die privaten Krankenkassen bezahlen sie.

So läuft die Behandlung ab

Diese Therapie bedarf eines Druckkammerzentrums. Ein an einer Klinik etabliertes Zentrum ist vorzuziehen. Eine Eingangsuntersuchung schließt bestimmte Ohr-, Herz- und Lungenerkrankungen aus, die einer Druckbehandlung entgegenstünden.

Die Druckkammer ähnelt einer Kabine in einem Flugzeug. Heute sind diese Kabinen so geräumig, dass sie nicht einengen. Während Sie bequem im Sessel sitzen, wird allmählich der Luftdruck erhöht. Über 90 Minuten atmen die Patienten nach einem speziellen Protokoll in Intervallen Sauerstoff.

Sie bekommen vor Betreten der Kabine eine genaue Einweisung, wie Sie sich verhalten sollten, und beim ersten Mal ist auf Wunsch auch der Druckkammerarzt in der Kabine anwesend. Die Behandlung wird täglich durchgeführt, maximal 10- bis 15-mal – je nach Erfolg.

Hyperbare Sauerstofftherapie und Apherese können nur in spezialisierten Zentren durchgeführt werden.

Apherese

Die Apherese, eine für den Hörsturz noch recht neue Therapie, ist wie die Dialyse bei Nierenkrankheiten eine »Blutwäsche«. Im Falle eines Hörsturzes kann sie eingesetzt werden, um bestimmte Blutbestandteile wie Cholesterin oder das Gerinnungseiweiß Fibrinogen zu reduzieren, die die feinen Blutgefäße verstopfen und damit zu einer Durchblutungsstörung führen können.

Ist der Fibrinogenspiegel deutlich erhöht, kann sich diese Behandlung lohnen. Verschiedene Verfahren stehen zur Verfügung, wobei sich unter anderem die H.E.L.P.-Apherese bewährt hat (*H*eparin vermittelte *e*xtrakorporale *L*DL-Fibrinogen-Präzipitation; Heparin ist ein Gerinnungshemmer, extrakorporal: außerhalb des Körpers stattfindend, LDL: das »böse« Cholesterin, Präzipitation: Ausfällung).

So läuft die Behandlung ab

Kommt die Therapie in Frage, sollte sich der HNO-Arzt mit dem Hausarzt bzw. Internisten abstimmen. Die Behandlung wird in der Regel in so genannten Dialysezentren durchgeführt, in denen auch Nierenkranke eine Blutwäsche erhalten. Die Apherese wird einmalig vorgenommen. Sie kostet ca. 1000 € und wird derzeit nicht von den Krankenkassen bezahlt. Auch deshalb muss der Einsatz dieser Therapie sehr sorgfältig überlegt sein!

Operation des Mittelohres

An eine Inspektion (direkte Untersuchung) des Mittelohres und der Hörschnecke muss gedacht werden, wenn ein Hörsturz durch einen Tauchunfall, durch Pressen oder nach einer Kopfverletzung entstanden ist. Für diese Art von Hörsturz ist typisch, dass auch Schwindel auftritt. In einer unkomplizierten und in örtlicher Betäubung durchführbaren Operation werden das Mittelohr und die Hörschnecke unter direkter Sicht kontrolliert. Dabei wird geprüft, ob die Hörschnecke verletzt ist und die Innenohrflüssigkeit aus einer verletzten Membran herausläuft (sog. Fistel). Eine solche Fistel wird dann mit Hilfe biologischer Klebstoffe in Verbindung mit körpereigenem Gewebe verschlossen.

Unterstützende Maßnahmen

Im Einzelfall und unter Berücksichtigung der persönlichen Umstände können weitere Maßnahmen und Medikamente sinnvoll sein. Es ist wichtig, dass die behandelnden Ärzte, insbesondere die HNO- und die HausärztInnen, die Gesamtsituation des Patienten besprechen. Hier müssen eventuelle Risikofaktoren und frühere oder jetzige Krankheiten einfließen, möglicherweise auch Krankheiten in der Familie.

Wurde der Hörsturz durch andere Störungen mit verursacht, müssen diese ebenfalls behandelt werden.

Mittel, die sich auf die Blutgerinnung auswirken (Heparin, Aspirin® u.a.), kommen zum Einsatz, wenn eine Blutgerinnungsstörung mit erhöhter Bereitschaft zur Bildung kleiner Blutgerinnsel wahrscheinlich ist.

Antioxidanzien verhindern, dass aggressive Sauerstoffradikale Schaden anrichten können, die bei jeder Entzündung in großen Mengen frei werden und das Ausmaß der Entzündungsreaktion vergrößern können. Im Einzelfall können deshalb Antioxidanzien wie Alphaliponsäure (A.L.A.), Vitamin E, Selen, Betacarotin und andere zum Einsatz kommen, insbesondere während einer hyperbaren Sauerstofftherapie.

Unsinnige Therapien

Von den Experten werden folgende Therapien als unsinnig angesehen:

Ziehen Sie vor Beginn einer »alternativen« Therapie Erkundigungen ein, z. B. bei der Tinnitus-Liga.

- die Sauerstoffatmung bei normalem atmosphärischem Druck (ohne Druckkammer),
- Ozonbehandlungen,
- UV-Licht-Behandlungen,
- jede Form von Lasertherapie,
- eine alleinige Akupunktur.

Das Audiogramm bestimmt die Therapie

Welche der genannten Medikamente und Maßnahmen bei der Akuttherapie des Hörsturzes zum Einsatz kommen, richtet sich nach der Art des Hörsturzes und den Befunden, die im so genannten Audiogramm festgestellt werden.

Die HNO-ÄrztInnen verfügen heute über ausgefeilte Techniken und Apparate, die die Sinneszellen im Innenohr überprüfen und einen Funktionsverlust messen können. Hierzu zählt nicht nur das normale Audiogramm, sondern auch das Ermitteln der so genannten otoakustischen Emissionen, mit deren Hilfe der Gesundheitszustand aller Sinneszellen des Innenohres gemessen werden kann.

Das Bild der Hörkurve gibt wieder, welche Frequenzen vom Betroffenen schlechter gehört werden. Daraus lassen sich die richtigen Therapieschritte ableiten.

Das normale Audiogramm (Abb. 8) zeigt eine Linie am oberen Rand der Skala. Jeder Punkt steht für eine getestete Frequenz.

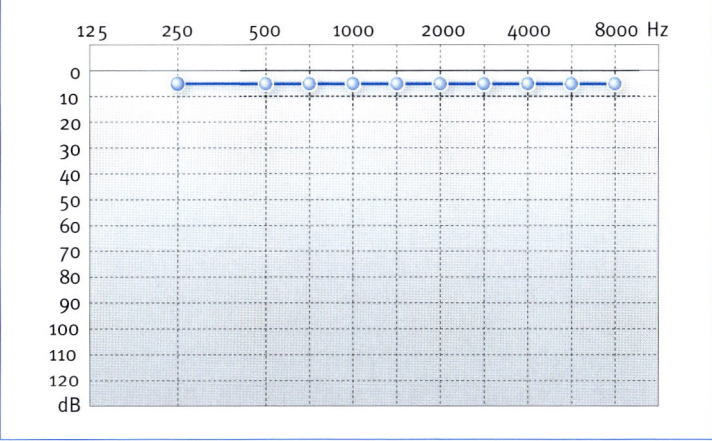

Abb. 8: Normales Audiogramm (»Hörkurve«).

Geprüft wird der gesamte Bereich des Hörens von 250 bis 8 000 Hertz. Im normalen Audiogramm ist der Hörverlust gleich null. Die senkrechte Linie links stellt das Ausmaß eines Hörverlustes in Dezibel dar.

Hörsturz im Hochtonbereich

Ein Hörsturz im Hochtonbereich wie in Abbildung 9 ist oft mit einem hohen Tinnitus verknüpft. Der Höreindruck wird als dumpf empfunden. Es kommt sofort zu einer Störung des Richtungshörens, die sich insbesondere durch eine unangenehme »Partyschwerhörigkeit« bemerkbar macht. Dies bedeutet, dass die Betroffenen in einer Gesellschaft und in Umgebungslärm die einzelnen Stimmen nicht mehr ausreichend unterscheiden können. Eine solche Hörkurve zeigt sich auch nach akuter und chronischer Lärmbelastung der Ohren. Im chronischen Fall ist die Hörkurve immer beidseitig verändert!

Dieser Hörsturz wird häufig nach einem Lärmtrauma gesehen.

Die **Therapie** des Hochtonhörsturzes besteht in der Gabe von Kortison, der Infusion von Lidocain und eventuell, bei Versagen der Therapie, in einer hyperbaren Sauerstofftherapie.

33

Hochtonschwerhörigkeit erschwert auch das Richtungshören.

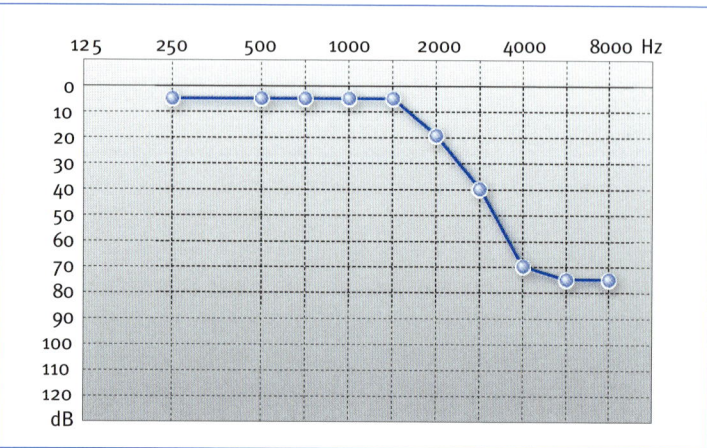

Abb. 9: Hörsturz im Hochtonbereich des linken Ohres.

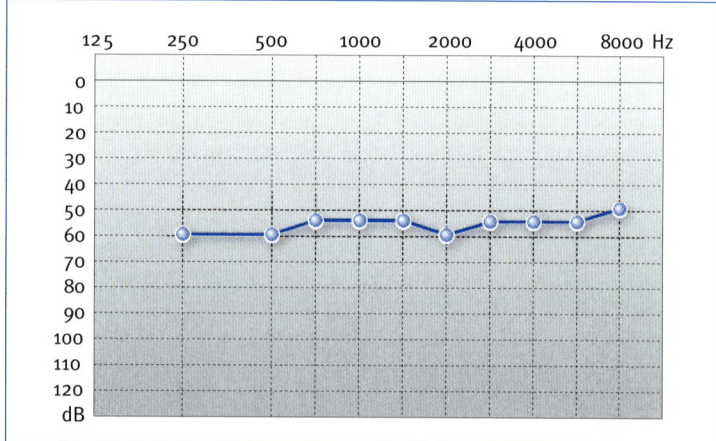

Abb. 10: Pankochleärer Hörsturz.

Der pankochleäre Hörsturz

Zum Einsatz kommen hier die Gabe von Kortison, die Blutverdünnung mit Hilfe einer Infusion von Hydroxyethylstärke und bei erhöhtem Fibrinogenspiegel eine Apherese. Bei Versagen dieser Therapien sollte eine hyperbare Sauerstofftherapie in Erwägung gezogen werden.

Hier sind alle Frequenzen gleichmäßig betroffen, wie es Abbildung 10 verdeutlicht (pan = gesamte, Kochlea = Hörschnecke).

Der Tieftonhörsturz

Der Tieftonhörsturz macht sich durch meistens brummende Ohrgeräusche und durch ein Druckgefühl im Ohr bemerkbar. Diese Form des Hörsturzes ist auch häufiger von Schwindel begleitet. Die Hörkurve verdeutlicht Abbildung 11.

Man vermutet bei dieser speziellen Form des Hörsturzes eine Schwellung der Sinneszellen im Innenohr. Deshalb steht die Entwässerung im Vordergrund. Dies kann durch entwässernde Medikamente wie Furosemid (Lasix®) erreicht werden. Die Behandlung hiermit ist wegen ihrer möglichen Risiken jedoch dem Spezialisten vorbehalten. Alternativen sind entwässernde Infusionen, beispielsweise mit Mannitol oder Glycerol nach bestimmten Schemata.

Tieftonhörstürze sind häufiger auch von Schwindel begleitet.

Auch Kortison hat eine positive Wirkung bei dieser Art des Hörsturzes. Der Einsatz von Kortison steht hier aber an zweiter Stelle. Er kann mit entwässernden Substanzen kombiniert werden.

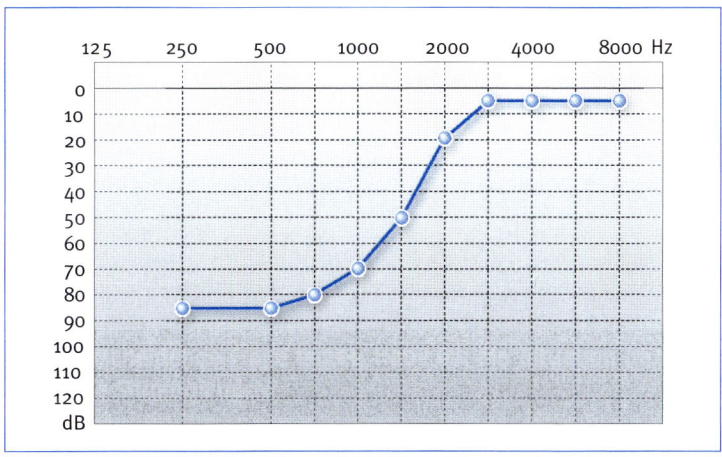

Abb. 11: Tiefton-Hörsturz, linkes Ohr.

Bei der Therapie des Tieftonhörverlustes ist immer auch die Diagnostik und ggf. Behandlung der Halswirbelsäule wichtig. Hier sollte ein entsprechend ausgebildeter Orthopäde (Chirotherapeut) und ein Physiotherapeut bzw. Osteopath mit eingeschaltet werden.

> Die Therapie umfasst in erster Linie die Entwässerung, in zweiter Linie Kortison. Diagnostik und Behandlung der Halswirbelsäule sind zusätzlich anzuraten.

Der Hörverlust im mittleren Frequenzbereich

Nur selten betrifft der Hörverlust ausschließlich den mittleren Frequenzbereich.

Diese seltene Hörsturzart lässt unter anderem an eine vererbte Innenohrschwerhörigkeit denken. Es ist möglich, dass ein bereits vorbestehender, vererbter Hörverlust im mittleren Frequenzbereich sich plötzlich verschlechtert hat.

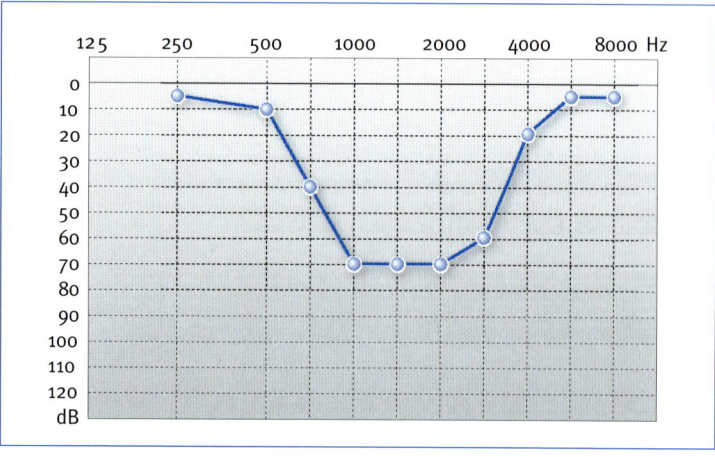

Abb. 12: Hörsturz mittlerer Frequenzbereich, linkes Ohr.

> Zum Einsatz kommt Kortison, weil man besonders bei dieser Art des Hörsturzes an eine Art »Allergie« denkt. Im Einzelfall kann eine entwässernde Therapie hinzukommen.

Die plötzliche Taubheit

Die plötzliche Taubheit, die meist mit Schwindel einhergeht, bedarf einer sofortigen, meist hochdosierten Kortisontherapie mit Infusionen zur Verbesserung der Fließeigenschaften und zur Erweiterung der Blutgefäße.

Bei dieser Hörsturzart muss der Fibrinogenspiegel untersucht werden. Bei deutlicher Überschreitung des Normwertes empfiehlt sich eine Apherese. Zügig sollte auch eine hyperbare Sauerstofftherapie diskutiert werden, da es sich mit Sicherheit um einen akuten Sauerstoffmangel des Innenohres handelt.

Die plötzliche Taubheit ist die schwerste Ausprägung des Hörsturzes.

Die Ärzte werden auch eine operative Eröffnung des Mittelohres und direkte Einsicht der Hörschnecke erwägen (so genannte Tympanoskopie), um eine Fistel auszuschließen.

> Hier sollten unverzüglich die verschiedenen Register der Behandlung mit Nachdruck gezogen werden.

Hörsturz mit Drehschwindel

Ist ein Hörsturz von einem Drehschwindel begleitet, wird der HNO-Arzt genauestens nach der Entstehung fragen, ob z. B. der Hörsturz beim Pressen, Tauchen, heftigen Niesen oder einer sonstigen ungewöhnlichen Anstrengung entstanden ist. Dann ist nämlich zu vermuten, dass kleine Membranen geplatzt sind und Innenohrflüssigkeit ausläuft, was auch das Gleichgewichtsorgan beeinträchtigt. In diesen Fällen wird man operativ das Mittelohr eröffnen und die Membranverletzungen verkleben.

Eine besondere Krankheit des Ohres ist Morbus Ménière, der auch mit einem Hörsturz – am Beginn meist im Tieftonbereich – beginnt und mit heftigstem Drehschwindel über Stunden einhergeht. Die HNO-Ärzte werden bereits aus der Schilderung des Betroffenen heraus diese Diagnose stellen können und nach der diagnostischen Absicherung entsprechend behandeln. An einen Morbus Ménière muss man auch denken, wenn sich gehäuft ein Hörsturz einstellt!

Drehschwindel kann auf speziell zu behandelnde Diagnosen hinweisen.

Ambulant oder stationär?

Die Entscheidung, ob Infusionen im Krankenhaus (stationär) oder ambulant gegeben werden, hängt von den gegebenen Medikamenten ab, vom Heilungsverlauf sowie vom Allgemeinzustand des Patienten.

In folgenden Fällen ist beispielsweise ein stationärer Aufenthalt sinnvoll oder sogar notwendig:

- Einsatz von Lidocain, da die Substanz zu Herzrhythmusstörungen führen kann.
- Infusionsdauer: Bei einem Hörverlust über alle Frequenzen, bei einer Ertaubung und auch bei einer Verschlechterung während der ambulanten Behandlung muss die Infusionsdauer auf mindestens 8 bis 12 Stunden verlängert werden oder unter Umständen sogar Tag und Nacht laufen. Dies ist nur in der Klinik möglich.
- Der Allgemeinzustand des Patienten: Bestehen erhöhte Risiken, zum Beispiel wegen einer Herzkrankheit oder anderer Erkrankungen, bei begleitendem Schwindel und bei starkem beruflichen oder häuslichen Stress kann die Krankenhauseinweisung sinnvoll sein.

In vielen Fällen kann die Behandlung ambulant durchgeführt werden.

In die Entscheidung »stationär – ambulant« muss immer auch einfließen, ob der stationäre Aufenthalt für den Betroffenen eher eine Entlastung oder eher zusätzlichen Stress bedeutet! Durch die Entscheidung des Arztes, die Therapie nur im Krankenhaus durchzuführen, kann der Betroffene den Eindruck gewinnen, er sei besonders krank. Solche Gedanken führen nicht selten zu einer erhöhten Aufmerksamkeit hinsichtlich der Schwerhörigkeit und des Ohrgeräusches und sind damit der Behandlung nicht dienlich!

In vielen Fällen kann der Hörsturz ambulant behandelt werden. Eine ambulante Behandlung ist auch dann sinnvoll und angezeigt, wenn der Patient dies wünscht und die organisatorischen Voraussetzungen dazu (zum Beispiel Infusionen auch am Wochenende) gegeben sind. Die hyperbare Sauerstofftherapie kann ebenfalls ambulant durchgeführt werden.

Hörgeräte

Wenn eine Schwerhörigkeit zurück bleibt, sollten Arzt und Betroffener früh über eine Hörgeräteversorgung sprechen. Das ist wichtig, um die Verstärkermechanismen des Gehirns (siehe unten) zu minimieren. Oft erträgt jedoch ein schwer hörendes Ohr die Verstärkung eines Hörgerätes nicht. In diesen Fällen muss einer Hörgeräteanpassung ein Hörtraining, unter Umständen auch mit dem sog. Masker, vorausgehen. Auch dies wird im Einzelfall mit dem HNO-Arzt und dem Hörgeräteakustikern besprochen.

Je eher ein Hörgerät angepasst und getragen wird, desto besser.

Was tun bei Lärmempfindlichkeit?

Der Volksmund sagt: »Ich habe zu viel um die Ohren«. Dieser Satz verdeutlicht, dass sich Stress auf das Hörsystem auswirken kann. Anhaltende Sorgen, Arbeitsüberlastung, Schlafmangel und ein »Nicht-loslassen-Können« putschen nicht nur unsere Gedanken und unseren Körper auf, sondern auch die Steuerung der Ohren, bis sie »überdrehen« und geräuschüberempfindlich werden.

Eine Lärmempfindlichkeit kann aber auch Folge einer Schädigung der Nervenzellen nach einem Hörsturz sein. Ähnlich wie bei einer Schürfwunde, die ebenfalls bei der leichtesten Berührung überempfindlich ist, sind auch die Nervenzellen des Innenohres für jeden Lärm übersensibel und reagieren mit einem »Scheppern«, Schmerzen und einem Druckgefühl im Ohr.

Im Gehirn können Impulse aus dem schwerhörigen Ohr übersteuern – man wird lärmempfindlich.

Die dritte Ursache für eine Lärmempfindlichkeit ist eine Schwerhörigkeit. Definitionsgemäß ist der Hörsturz eine Hörverschlechterung. Diese Schwerhörigkeit führt dazu, dass das Gehirn weniger Signale von außen empfängt. Um dieses Defizit auszugleichen, aktiviert das Gehirn jedoch das betroffene Innenohr und setzt Verstärkermechanismen in Gang. Das Resultat ähnelt einer Stereoanlage, deren Lautsprecher defekt sind und scheppernde Geräusche von sich geben. Eine Lärmempfindlichkeit kann ein Problem für die Betroffenen sein. Durch professionelle Hilfe und auch gerätetechnische Assistenz ist fast in jedem Fall eine effektive Hilfe möglich.

39

Die Therapieansätze bei der Lärmempfindlichkeit bestehen aus Entspannungsmaßnahmen und einem Hörtraining.

Ein eigenverantwortliches Hörtraining beginnt damit, dass man bewusst hört:

- Naturgeräusche (fallender Regen, Tierstimmen im Wald, Windgeräusche),
- die Lieblingsmusik,
- Hörspiele,
- Musiktherapie, beispielsweise wie beschrieben im Buch »Tinnitus – wirksame Hilfe durch Musiktherapie« (A. Cramer, Haug Verlag, Stuttgart 2002).

Hyperakusis-Training

Im Zusammenarbeit mit den HNO-ÄrztInnen führen manche HörgeräteakustikerInnen bei Hyperakusis spezielle Schulungen durch. Als Hilfsmittel wird in manchen Fällen ein so genannter Tinnitusmasker (to mask, engl.: maskieren) verwendet. Dieses Gerät wird ähnlich wie ein Hörgerät getragen, aber es verstärkt Geräusche nicht, sondern gibt ein gleichmäßiges »medizinisches« Rauschen ab. Bei richtiger Anwendung beruhigt dieses Rauschen die Ohren, weshalb diese Geräte nicht nur bei Hyperakusis, sondern auch bei Tinnitus zur akustischen Ablenkung eingesetzt werden.

Zu laut empfundene Geräusche können durch Rauschen überdeckt werden.

Die Anwendungsregeln hierzu richten sich nach dem individuellen Fall und müssen auf das persönliche Problem unbedingt individuell abgestimmt werden.

Die Behandlung des akuten Tinnitus ohne Hörverlust

Mit modernen Untersuchungsmethoden kann man heute sehr genau feststellen, ob eine Schädigung des Innenohres die Ursache für ein Ohrgeräusch ist. In den meisten Fällen eines akuten Tinnitus ohne Hörverlust ergibt sich jedoch ein normal funktionierendes Innenohr. Die Experten sind sich heute weitgehend einig darüber, dass die meisten Ohrgeräusche zustande kommen, indem Nervenzellen der Hörbahnen im Gehirn Impulse versenden und dadurch Töne oder Geräusche produzieren, ohne dass eine Krankheit dahintersteckt. Ein solcher Tinnitus ist nach den bisherigen Erfahrungen einer Medikamententherapie nicht zugänglich. Hier kommt es darauf an, möglichst rasch eine »innere und äußere Ablenkung« zu erreichen.

Ablenkung ist bei Ohrgeräuschen das Allerwichtigste.

Wichtig

Ablenkung vom Ohrgeräusch: Das können Sie tun

- Meiden Sie die Stille. In Stille wird das Ohrgeräusch aufgrund der fehlenden äußeren Ablenkung durch andere Geräusche besonders deutlich. Hören Sie deshalb besonders auf die Geräusche Ihrer Umgebung, auf Naturgeräusche oder zum Beispiel leise Hintergrundmusik.
- Benutzen Sie beim Einschlafen Hilfsmittel (siehe Seite 46 ff.), wenn der Tinnitus stört. Gerade beim Einschlafen scheint sich das Ohrgeräusch besonders in den Vordergrund zu drängen. Hier sollten Sie akustische Abhilfe schaffen.
- Versuchen Sie, nicht an das Ohrgeräusch zu denken! Lenken Sie sich mit Gedanken und Beschäftigungen ab. Jede Minute, in der Ihre Gedanken nicht um das Ohrgeräusch kreisen, lässt den Höreindruck des Ohrgeräusches verblassen und trägt zum »Vergessen« bei.
- Der Tinnitus muss sich Ihrem Leben unterordnen – nicht umgekehrt! Tinnitus ohne Hörbeeinträchtigung bedeutet mit Sicherheit keine Krankheit. Es ist deshalb nicht notwendig und sogar schädlich, wenn Sie dem Ohrgeräusch eine besondere

Bedeutung zumessen oder das Geräusch sogar mit Angst besetzen!

● Stressabbau ist empfehlenswert (siehe Seite 76 ff.). Versuchen Sie festzustellen, ob Konflikte, Sorgen und Ängste Ihr Alltagsleben in letzter Zeit zu stark belastet haben. Versuchen Sie, systematisch eine Konfliktsituation nach der anderen und eine belastende Situation nach der anderen aufzudecken und aus der Welt zu schaffen. Gehen Sie nicht zu spät schlafen.

Denken Sie an Ihre Halswirbelsäule. Verspannungen und Bewegungsblockierungen im Bereich des Schädels, besonders der Schädelbasis, und der oberen Halswirbelsäule können einen Tinnitus verursachen oder werden umgekehrt durch einen Tinnitus ausgelöst. Wenden Sie sich deshalb zur Diagnostik an einen Orthopäden (Chirotherapeuten) oder Osteopathen, der in der manuellen Diagnostik und Therapie erfahren ist (siehe Adressenteil).

Die Beseitigung einer Blockade an der Halswirbelsäule bringt manchen akuten Tinnitus rasch zum Verschwinden.

Treiben Sie etwas mehr Sport als sonst üblich und suchen Sie einen Ausgleich zu Ihrer alltäglichen Belastung. Besprechen Sie aber Ihre sportliche Aktivität mit Ihrem Hausarzt, insbesondere wenn Sie diese Aktivität nach längerer Zeit wieder aufleben lassen. Trainieren Sie mit einem Pulsmessgerät, nachdem der Haus- oder Sportarzt einen Trainingspuls festgelegt hat!

Die Übung für die Halswirbelsäule

Bei jedem frischen Auftreten einer Hörstörung oder eines Ohrgeräusches empfiehlt sich die folgende »Notübung« (Abb. 13):

● Legen Sie sich auf den Rücken und beugen Sie die Beine an.
● Stellen Sie sich vor, Sie hätten in der Rückenregion einen Tennisball, den Sie jetzt durch Zurückrollen des Beckens zerdrücken möchten. Diese Bewegung führt zu einer Streckung des Rückens, die sich bis in die Halswirbelsäule fortsetzt.
● Stellen Sie sich nun vor, Sie hätten diesen Tennisball im Nacken und möchten ihn mit dem lang gestreckten Nacken zusammendrücken. Dabei wandert das Kinn und der lang gestreckte Hals in Richtung Boden. Sie spüren das Hinterhaupt auf dem Boden aufliegen. Drücken Sie nun das Hinterhaupt

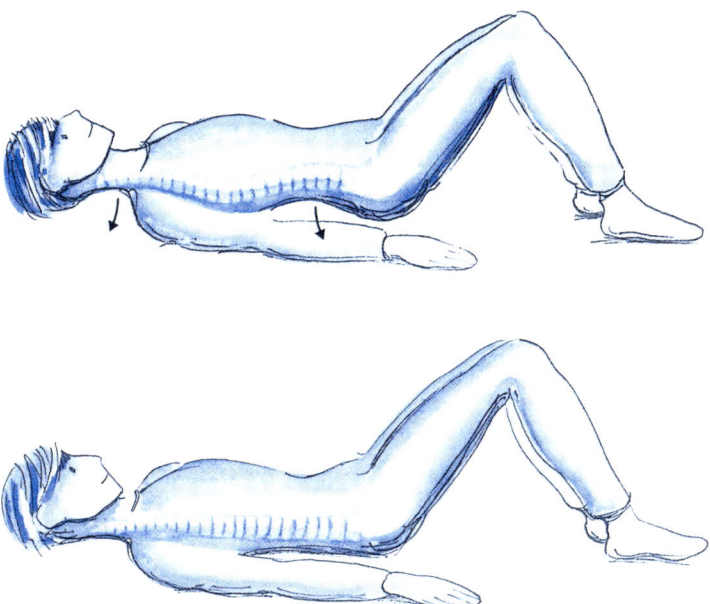

Abb. 13: Die Übung für die Halswirbelsäule.

gegen den Boden und halten die Spannung, indem Sie lang-sam bis fünf zählen. Danach lassen Sie den Kopf und die Halswirbelsäule sowie das Becken locker und fühlen Sie die Entspannung.

Wenden Sie die Übung locker, ohne Gewalt an.

Wiederholen Sie diese Übung einige Male. Rollen Sie zwischen den Übungen den Kopf ganz locker auf der Unterlage ein paar Mal hin und her.

Besondere Tinnitusarten ohne Hörverlust

Die Art des Tinnitus kann auf die Ursache hinweisen und gibt dem Arzt auch einen Anhaltspunkt für die besten Behand-lungsmöglichkeiten. Einige Tinnitus-Arten fallen durch beson-dere Eigenschaften auf.

43

Der Brummton-Tinnitus

Ein Brummton deutet auf eine Druckerhöhung im Innenohr hin. Insbesondere wenn das Gefühl eines Ohrdruckes zu diesem lästigen Brummen hinzukommt, sollten die gleichen Maßnahmen wie beim Tieftonhörsturz ergriffen werden (Seite 35 f.).

Der »Motor-Tinnitus« nach Zenner

Dieser Tinnitus zeichnet sich dadurch aus, dass er bei äußeren Geräuschen verstummt. So kann ein solcher Tinnitus für kurze Zeit zum Beispiel durch das Geräusch eines Rasierapparates beseitigt werden. Wenn Sie solche Phänomene bemerken, sollten Sie mit Ihrem HNO-Arzt sprechen, weil dieser Effekt zur Therapie ausgenutzt werden kann, beispielsweise durch Tinnitus-Masker (siehe Seite 40) oder andere spezielle HNO-ärztliche Maßnahmen unter Mitarbeit des Hörgeräteakustikers.

Die Art des Tinnitus weist auf die am besten geeignete Therapie hin.

Der bewegungsabhängige Tinnitus

Verändert sich Ihr Tinnitus durch Bewegungen der Halswirbelsäule oder des Kiefergelenks, müssen diese Strukturen genauer untersucht und bei Nachweis von Störungen in diesem Bereich auch behandelt werden.

Das pulsartige Ohrgeräusch

Ein pulsartiges Ohrgeräusch muss zunächst an eine Störung im Bereich der Blutgefäße denken lassen. Entsprechende Untersuchungen (Dopplersonografie der Halsgefäße, evtl. Kernspintomografie mit Darstellung der Blutgefäße) können das klären. Parallel dazu muss eine Untersuchung der Halswirbelsäule stattfinden, da auch Blockierungen in diesem Bereich zu pulssynchronen Ohrgeräuschen führen können.

Vor einer chiropraktischen Manipulation an der Halswirbelsäule muss unbedingt gewarnt werden, solange die Blutgefäße nicht eindeutig als gesund dokumentiert sind.

Das tickende Ohrgeräusch

Ein tickendes Ohrgeräusch wird häufig durch Muskelkrämpfe der Mittelohrmuskeln ausgelöst. Hier sollte die Halswirbelsäule gut untersucht und gegebenenfalls behandelt werden. Im Einzelfall kann Baclofen oder ein anderer muskelentspannender Wirkstoff zum Einsatz kommen.

Medikamentöse Behandlungsmöglichkeiten

Nur im Einzelfall sind bei einem Tinnitus ohne Hörverlust Medikamente sinnvoll, die dann vom Spezialisten verordnet werden sollten. Die geeigneten Medikamente zeigten bei einer Reihe von Patienten in der klinischen Anwendung eine positive Wirkung. Sie wurden jedoch nicht speziell für Tinnitus entwickelt. Der verordnende Arzt muss deshalb mit besonderer Sorgfalt auf die Nebenwirkungen hinweisen und kann Ihnen die Medikamente im Einzelfall auch nur auf ein Privatrezept zur Selbstzahlung geben (Ausnahme: Lidocain).

Medikamente sind bei Tinnitus nur in Einzelfällen sinnvoll.

Lidocain

Lidocain, eigentlich ein lokal betäubendes Mittel, kann über eine Wirkung auf Nervenzellen des Innenohrs oder des gesamten Hörsystems »Ruhe bringen«. Bestimmte Befunde im Hörtest weisen auf diese Substanz hin. In einem sogenannten Lidocaintest lässt sich dann im Einzelfall prüfen, ob das Medikament wirksam ist. Ist der Test positiv, das heißt verschwindet das Ohrgeräusch nach Lidocaingabe, kann diese Substanz als Infusion gegeben werden. Dies darf nur unter stationären Bedingungen erfolgen.

Flunarizin

Flunarizin (z. B. Sibelium®, Flunavert®) wurde für die Behandlung bestimmter Schwindel- oder Migräneformen entwickelt. Der so genannte Calciumantagonist wirkt auf überaktive Nervenzellen, indem er den Calciumeinstrom als »Signalstoff« für die Nervenzellen reduziert. Da dieses Medikament müde macht, wird es meistens abends gegeben. Bei einem Körpergewicht um 70 kg werden 10 mg empfohlen. Anschließend nicht Auto fahren oder Maschinen bedienen! Bei begrenzter Anwendungsdauer (vier Wochen) ist das Medikament in der Regel ohne Nebenwirkungen, abgesehen von der Müdigkeit. Falls nach einer Woche keine positive Wirkung eingetreten ist, sollte das Medikament wieder abgesetzt werden, da eine spätere Wirkung nicht mehr zu erwarten ist. Geht die Tinnituslautstärke unter diesem Medikament zurück, so kann es bis zu vier Wochen gegeben werden und sollte dann in immer kleiner werdender Dosierung abgesetzt werden.

> **Wichtig**
>
> Dieses Medikament ist nicht speziell für Tinnitus zugelassen. Die Verantwortung für den Einsatz des Medikaments liegt bei Ihnen und dem verordnenden Arzt! Streng genommen darf es deshalb auch nicht kassenärztlich verordnet werden, sondern nur auf Privatrezept.

Muskelentspannende Medikamente

Muskelentspannende Medikamente können die Reaktionsfähigkeit einschränken!

Muskelentspannende Medikamente wie Tetrazepam (z.B. Musaril®) oder Baclofen (z.B. Baclofen-ratiopharm®, Lioresal®) können bei starken Verspannungen der Halswirbelsäule oder des Kiefergelenkes sinnvoll sein. Die Substanzen senken den Verspannungsgrad der Muskulatur drastisch, machen aber ebenfalls müde und sollten deshalb abends eingenommen werden. Wie bei Flunarizin kann die Fahrtüchtigkeit eingeschränkt werden. Wechselwirkungen mit anderen Medikamenten und mit Alkohol (Wirkungsverstärkung!) sind möglich. Die Nebenwirkungen müssen Sie mit Ihrem Arzt diskutieren.

Akustische Hilfe bei Tinnitus

Am lautesten erscheint ein Ohrgeräusch, wenn es in der Umgebung still ist. Dies ist beispielsweise beim Einschlafen der Fall, möglicherweise aber auch bei der Arbeit oder im Haushalt. Je ruhiger es ist, desto mehr drängt sich das Ohrgeräusch in den Vordergrund. Diese Situationen sollten Sie mit akustischen Hilfen entschärfen. Erfüllen Sie die Stille mit möglichst angenehmen und entspannenden Geräuschen, die das Ohr und das hörverarbeitende System im Gehirn vom »inneren« Geräusch, dem Ohrgeräusch, ablenken.

Prinzipiell sollten diese »Hintergrundgeräusche« keinen hohen akustischen Informationswert enthalten, wenn Sie sie zum Ein-

46

schlafen nutzen wollen. Akustische Information muss von unserem Gehirn ständig analysiert werden, denn das Unterbewusstsein muss von Sekunde zu Sekunde entscheiden, ob die Geräusche bewusst werden sollen oder nicht. Diese aktive Arbeit des Gehirns hält wach. Deshalb ist Musik als ablenkende Maßnahme nicht unbedingt für das Einschlafen geeignet, da die einzelnen Töne und Rhythmen mit der Zeit eher wach halten können als beruhigen. Für das Einschlafen stehen andere geeignete, sogar angenehme Geräuschquellen zur Überdeckung des Ohrgeräusches zur Verfügung.

Gleichförmige Hintergrundgeräusche blenden den Tinnitus aus, ohne zu stören.

Musik

Musik kann tagsüber zur akustischen Ablenkung und zur Entspannung laufen. Als Einschlafhilfe verwendet sollten Sie dafür sorgen, dass sie sich nach dem Einschlafen von selbst ausschaltet (z. B. Radiowecker mit »Einschlaf-Funktion«, zu Ende laufende CD, Timer). Ansonsten stört sie während der Nacht eher den Schlaf.

Wählen Sie die Musik, die Sie persönlich als angenehm empfinden. Besonders geeignet sind ausgewählte Titel zur Beruhigung und Entspannung, die professionell mit einer bestimmten Taktfrequenz versehen sind, welche die vegetativen Zentren des Nervensystems beruhigt. Eine große Auswahl bietet der Tinnitus-Shop der Deutschen Tinnitus Liga (Adressen im Anhang). Auch CDs und Musikkassetten mit Naturgeräuschen eignen sich gut.

Der tickende Wecker

Auf manche Menschen wirkt ein tickender Wecker oder eine Wanduhr akustisch beruhigend. Diese Menschen dürfen gerne auf ein solches Instrument zurückgreifen, weil es auch die Ablenkung vom Ohrgeräusch ermöglicht. Andere macht der Wecker eher nervös – je verzweifelter sie versuchen einzuschlafen, desto penetranter erscheint ihnen das Ticken. In diesem Fall sollten Sie ihn verbannen.

Der Zimmerspringbrunnen

Das Plätschern eines Zimmerspringbrunnens hat für die meisten Menschen ähnlich wie das Geräusch des fallenden Regens eine angenehm entspannende und beruhigende Wirkung. Diese Zimmerspringbrunnen sind in vielen Bau- und Gartenmärkten erhältlich. Eines gilt es zu beachten: Während das Plätschern des Zimmerspringbrunnens eine positive akustische Wirkung erzeugt, ist der begleitende Brummton der elektrischen Wasserpumpe oft unangenehm! Achten Sie deshalb beim Kauf auf eine besonders leise Pumpe. Tüftler haben es auch schon geschafft, die Pumpe des Zimmerspringbrunnens im Nebenraum oder unter besonderer akustischer Abschirmung zu installieren. Tipps hierzu geben oft auch tüchtige Mitarbeiter in zoologischen Geschäften, die Aquarien anbieten.

Das Rauschen

Ein leises Rauschen wirkt in der Regel immer ablenkend, beruhigend und drängt das Ohrgeräusch zurück. Vermutlich besteht im Gehirn, ähnlich wie bei dem Verstärker an der Stereoanlage, auch ein »Grundrauschen«, das von akustischen Filtern im Gehirn so verändert wird, dass es nicht wahrgenommen werden kann. Ein solches Rauschen kann auf vielfältige Weise »hergestellt« werden, beispielsweise

> Akustische Ablenkung hilft nicht nur beim Einschlafen, sondern im Alltag generell.

- mit dem Radio oder der Stereoanlage durch das Einstellen des Empfängers zwischen zwei Sendern,
- durch CDs oder Musikkassetten mit Meeresrauschen,
- durch Tinnitusmasker, kleine, am Ohr zu tragende Geräte, die ein »medizinisches Rauschen« erzeugen. Sie gehören eher zur Behandlung des chronischen Tinnitus, können aber bereits in der Akutphase eingesetzt werden.

Ihr Arzt kann Sie über die Anwendung der Tinnitusmasker informieren. Details finden Sie auch im Buch »Die Behandlung von Ohrgeräuschen« (E. Biesinger, TRIAS Verlag).

Die akustische Ablenkung ist nicht nur als Einschlafhilfe gedacht, sondern auch in allen anderen Situationen, in denen das Ohrgeräusch störend wahrgenommen wird, beispielsweise beim Arbeiten am Schreibtisch oder während der Hausarbeit.

Wahrnehmung und Verarbeitung des Tinnitus als Schlüssel zur Besserung

Weil ein Ohrgeräusch auf einer Fehlverarbeitung von Informationen im Gehirn beruht und diese Verarbeitung beeinflussbar ist, haben Sie gute Möglichkeiten, selbst etwas gegen die Belästigung durch das Ohrgeräusch zu unternehmen.

Fallbeispiel

So muss es nicht sein

Herr A. nimmt eines Tages ein Summen wahr. Er glaubt zunächst, dieses Geräusch werde vom Heizkörper verursacht und »denkt sich nicht viel dabei«. Erst als Herr A. das Geräusch auch außerhalb der Wohnung hört, wird er nachdenklich:

Die Fehlverarbeitung akustischer Informationen lässt sich überlisten.

Was ist das für ein Geräusch? Woher kommt es? Was hat das zu bedeuten? Ist etwas mit mir nicht in Ordnung?

Herr A. beginnt sich Sorgen zu machen. Er befürchtet, dass er eine ernste Krankheit haben könnte. Er beginnt genauer auf das Geräusch zu achten. Es wird dabei immer lauter. Herr A. wird entsprechend immer unruhiger und nervöser. Die Erregung steigt, sodass Herr A. nicht mehr schlafen kann. Durch die Schlafstörungen gerät Herr A. in eine anhaltende Erschöpfung, er kann sich nicht mehr so gut konzentrieren und bekommt Probleme am Arbeitsplatz. Er zieht sich immer mehr zurück, verliert den Kontakt zu Freunden, wird immer depressiver. Der Tinnitus beherrscht sein Leben!

Abbildung 14 verdeutlicht diese Spirale.

Noch ein Fallbeispiel

Frau B. hört seit einigen Monaten ein Pfeifen in beiden Ohren. Tagsüber nimmt sie das Geräusch oft gar nicht wahr, weil sie mit ihrer Arbeit beschäftigt ist. Am Abend, wenn Frau B. zur Ruhe kommt, und vor dem Einschlafen, wenn es ganz still wird, ist das Pfeifen deutlich hörbar. Frau B. hat sich aber weitgehend daran gewöhnt und kann ohne Probleme einschlafen. Auch ihre Großmutter hatte über Klingen in den Ohren berichtet, war jedoch immer fröhlich und bis ins hohe Alter aktiv und gesund.

Eines Tages sieht Frau B. im Fernsehen einen Bericht über Tinnitus. Betroffene schildern, dass sie Geräusche in den Ohren wahrnehmen, dass diese von Jahr zu Jahr schlimmer werden, dass ihnen niemand helfen könne und dass das Leben oft nicht mehr lebenswert sei. Frau B. kann in der folgenden Nacht kaum schlafen. Sie weiß jetzt, dass sie »Tinnitus« hat und glaubt verstanden zu haben, dass das eine ernste Krankheit sei, dass die Geräusche immer schlimmer werden können und dass man nichts dagegen tun könne. Am nächsten Morgen fühlt sich Frau B. wie gerädert. Sie kann sich bei der Arbeit nur schwer konzentrieren. Das Pfeifen beginnt sie mehr und mehr zu stören. Nach der Arbeit findet Frau B. trotz starker Müdigkeit keine Ruhe. Sie ist sich ganz sicher, dass das Pfeifen lauter geworden ist und dass es in den ganzen Kopf ausstrahlt. So kann es nicht weitergehen! Frau B. konsultiert Ihre HNO-Ärztin.

Je mehr man sich vom Tinnitus nervös machen lässt, desto störender wird er.

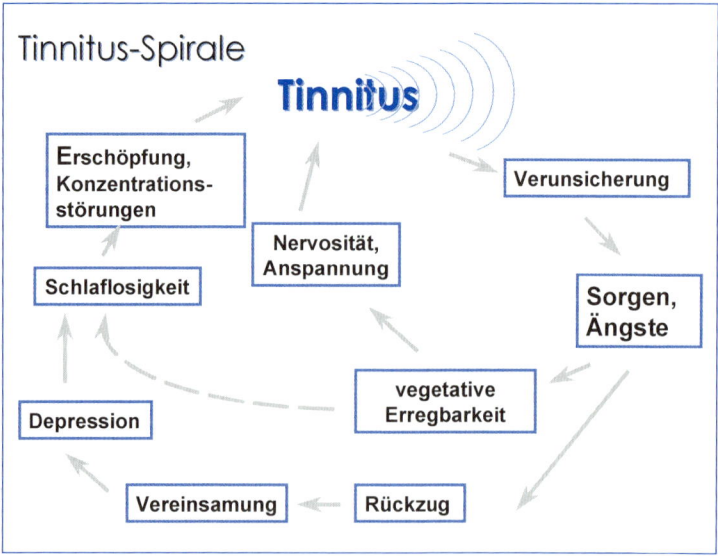

Abb. 14: Die Tinnitus-Spirale.

Herr A. und Frau B. sind typische Beispiele dafür, wie sich aus einem harmlosen Geräusch eine »Krankheit« entwickeln kann. Solange beide dem Geräusch keine besondere Bedeutung beimessen, stört es sie auch nicht. Herr A. führt das Summen auf den Heizkörper zurück, ein Geräusch, das ihm vertraut ist. Er kann es ohne viel Mühe ignorieren.

Es ist gar nicht so selten, dass Betroffene Ohrgeräusche zunächst auf eine äußere Schallquelle zurück führen, denn es entspricht unseren Erfahrungen, dass Gehörtes von einer äußeren Schallquelle stammt. Bei Frau B. ist es etwas anders. Sie erkennt sofort, dass ihr Pfeifen nicht von außen kommt. Trotzdem ist Frau A. darüber nicht beunruhigt. Sie erinnert sich an ihre Großmutter, die trotz des Klingens in den Ohren ein zufriedenes und glückliches Leben führen konnte.

Zum Problem werden die Geräusche erst, als beide beginnen, sich »Gedanken zu machen«, als sich Angst einschleicht.

Alles, was wir wahrnehmen, bewerten wir auch! Dieser Vorgang ist uns mehr oder weniger bewusst und läuft manchmal ganz automatisch ab. Sie sehen einen roten Sportwagen und es wird Ihnen ganz »warm ums Herz«. Oder Sie begegnen Fremden und bekommen ein flaues Gefühl in der Magengegend. Sie hören ein Musikstück, und es ist ihnen zum Weinen zumute. Es sind Gedanken und Erinnerungen, die unsere Gefühle und Reaktionen auf Gehörtes beeinflussen. Dies trifft auch auf Tinnitus zu. Für manche Menschen ist Tinnitus die Katastrophe schlechthin, andere wiederum finden ihn kaum beachtenswert, »sie denken sich nichts dabei«.

Die Bewertung des Ohrgeräusches als »harmlos« oder »bedrohlich« entscheidet über die Belästigung.

Ob jemand unter Tinnitus leidet oder nicht, hängt mehr davon ab, wie er oder sie über die Geräusche denkt, als von der Lautstärke oder Tonhöhe der Geräusche. Wie wir über bestimmte Dinge denken, hängt wiederum von den Vorerfahrungen, der Erziehung und vielen anderen Faktoren ab. Es gibt Menschen, die z. B. allem Neuem gegenüber sehr skeptisch und ängstlich eingestellt sind. Andere sehen alles Neue als Herausforderung und begegnen ihm mit Interesse und Neugierde. Menschen, die das Leben durch »eine schwarze Brille« sehen, werden negative Dinge häufiger und bewusster wahrnehmen als die positiven Seiten des Lebens.

Neben Lernerfahrungen beeinflussen aber auch die aktuellen Lebensbedingungen, die akustische Umwelt und der körperlich-psychische Allgemeinzustand die Wahrnehmungs- und Bewertungsprozesse. Steht eine Person unter Stress, so kann sich dadurch das Geräusch verstärken oder stärker wahrgenommen werden. Manchmal kann Stress jedoch auch das Gegenteil bewirken, er kann vom Geräusch ablenken.

Auch Reaktionen von Angehörigen, Freunden oder Arbeitskollegen können die Wahrnehmung beeinflussen. Besorgte Nachfragen können die Aufmerksamkeit erst recht auf die Geräusche richten. Auch der tägliche Griff zur »Tinnitus-Pille« sowie Enttäuschungen über erfolglose Behandlungsversuche verstärken die Wahrnehmung und können Frustration oder Hilflosigkeit auslösen. Manche Menschen flüchten in die Stille und versuchen dort Ruhe und Entspannung zu finden. Das Gegenteil ist meist der Fall! In ruhiger Umgebung wird das eigene Geräusch nur noch intensiver wahrgenommen.

> ## Wie sieht es bei Ihnen aus?
>
> Um sich darüber klar zu werden, ob die genannten Faktoren bei der Wahrnehmung Ihres Ohrgeräusches eine Rolle spielen, sollten Sie sich selbst die folgenden Fragen beantworten:
>
> - Gibt es derzeit außergewöhnliche Belastungen, die Ihr Wohlbefinden beeinträchtigen (z. B. Stress am Arbeitsplatz, Probleme in der Familie, Schwierigkeiten im Freundeskreis, Enttäuschungen)?
> - Gibt es körperliche oder psychische Probleme oder Zustände, welche die Wahrnehmung verstärken (Schwerhörigkeit, Ängste, Sorgen usw.)?
> - Wie reagiert Ihre Umwelt auf Klagen über das Ohrgeräusch (FreundInnen, ArbeitskollegInnen, Familienangehörige usw.)?

Finden Sie die Faktoren heraus, die bei Ihnen den Tinnitus ungünstig beeinflussen.

Wenn Sie mehr darüber wissen, wie sich die Wahrnehmung und das Verarbeiten von Ohrgeräuschen auf Ihr Befinden auswirken, können Sie selbst eine Besserung herbeiführen. Abbildung 15 zeigt den Einfluss von außen und die unterschiedlichen Folgen.

Das können Sie tun

- Versuchen Sie Ihre Probleme zu lösen, wenn nötig mit professioneller Hilfe! Es gibt Situationen im Leben, die man nicht alleine verändern kann.
- Machen Sie Tinnitus nicht zum Sündenbock! Nicht an allem ist der Tinnitus schuld.
- Vermeiden Sie, Tinnitus zum wichtigen Gesprächsthema zu machen! Das hilft Ihnen kaum, sondern fördert eher die Fixierung auf das Geräusch.
- Kümmern Sie sich aktiv um die angenehmen Dinge des Lebens.

Nicht der Tinnitus beherrscht Ihr Leben, sondern Sie selbst weisen ihm einen (nachgeordneten) Platz zu!

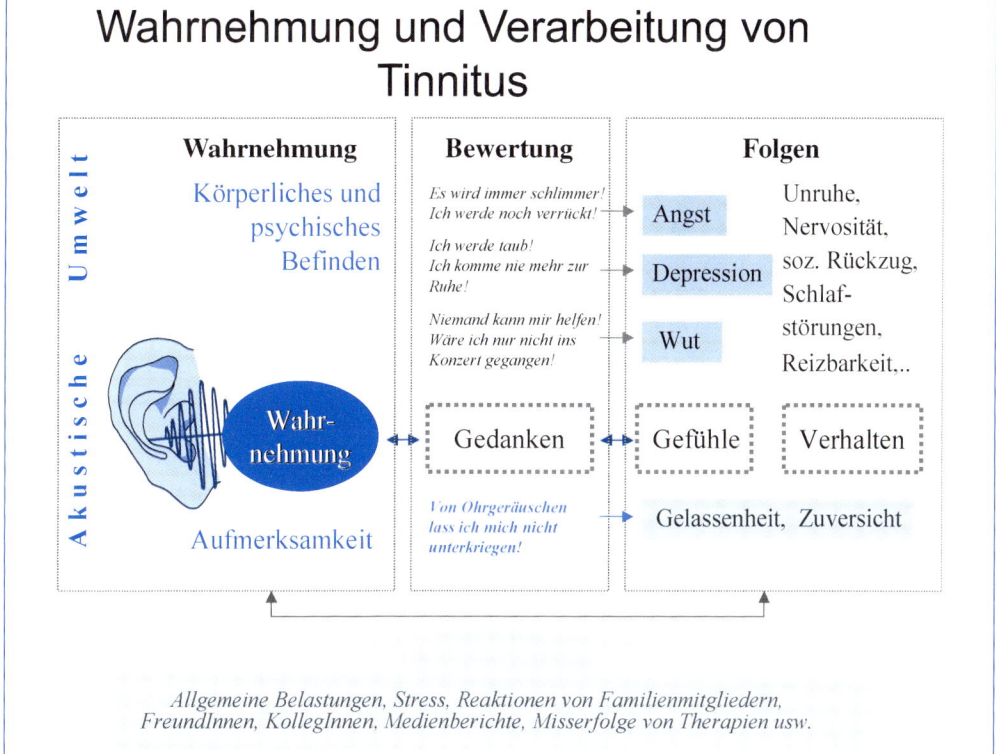

Abb. 15: Einfluss äußerer Faktoren und die Folgen auf den Tinnitus.

Die Bedeutung der Aufmerksamkeit

Die Aufmerksamkeit beeinflusst unsere Wahrnehmung. Mit den Sinnen (Auge, Ohr, Nase, Zunge, Haut) nehmen wir Informationen aus der Umwelt und aus dem Körper wahr. Wir können jedoch nie gleichzeitig alle Eindrücke, die uns über unsere Sinnesorgane vermittelt werden, bewusst wahrnehmen. Führen wir ein interessantes Gespräch, so treten andere Empfindungen (z. B. ein Jucken, visuelle Eindrücke, Tinnitus) in den Hintergrund. Ähnlich ist es, wenn wir ein spannendes Buch lesen oder uns auf eine interessante Tätigkeit konzentrieren. Wir wählen aus der Informationsflut jene Informationen aus, die für uns eine Bedeutung haben, die für uns wichtig sind. Mit Hilfe der Aufmerksamkeit können wir Sinneseindrücke verstärken oder abschwächen. Wir können unsere Aufmerksamkeit – ähnlich wie den in Abbildung 14 dargestellten Scheinwerferkegel – gezielt in die eine oder andere Richtung lenken. Wenn wir z. B. etwas Interessantes sehen und uns darauf konzentrieren, »vergessen« wir vorübergehend, dass wir eben noch Hunger hatten, dass unsere Füße kalt sind oder der Schuh drückt. Wer sich für Mineralien interessiert, wird bei einem Spaziergang entlang eines Flusses »Augen haben« für verschiedene Farben

Das Interesse lässt eine Empfindung in den Vordergrund treten oder verblasen.

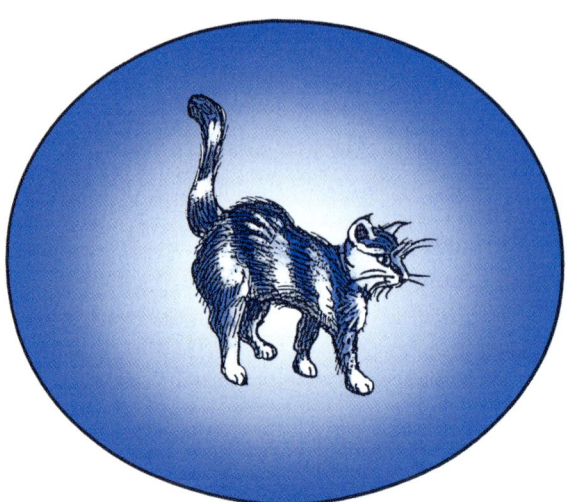

Abb. 16: Erhöhte Aufmerksamkeit macht ein Problem sichtbarer und damit wichtiger.

und Formen von Steinen, aber er wird weniger die dort blühenden Pflanzen beachten als ein anderer, der Heilpflanzen sammeln möchte.

Ähnlich ist es auch mit Tinnitus. Wenn Sie das erste Mal Ohrgeräusche wahrnehmen, dann wird Ihnen sehr bald auffallen, wie häufig über Tinnitus in den verschiedenen Medien berichtet wird und wie viele Menschen darunter leiden. Der Scheinwerfer Ihrer Aufmerksamkeit ist auf Tinnitus gerichtet, dadurch wird er intensiver wahrgenommen. Aus einem leisen kaum wahrnehmbaren Geräusch wird ein Höllenlärm. Dieser kann zusätzlich noch durch Sorgen und negative Gefühle verstärkt werden.

> Durch bewusstes Daraufachten wird aus einem mittleren Tinnitus ein Höllenlärm.

Wie sieht es bei Ihnen aus?

Um sich darüber klar zu werden, ob die Aufmerksamkeit bei der Wahrnehmung Ihres Ohrgeräusches eine Rolle spielt, können Sie sich selbst die folgenden Fragen beantworten:
- Konzentrieren Sie sich häufig auf Ihre Geräusche?
- Überprüfen Sie immer wieder, ob Ihre Geräusche noch da sind bzw. ob sie sich verändert haben?

Das können Sie tun

- Vermeiden Sie Stille! Hören Sie Musik, kaufen Sie sich einen Zimmerspringbrunnen, schaffen Sie sich eine angenehme Geräuschkulisse.
- Versuchen Sie sich abzulenken! Beschäftigen Sie sich mit etwas Interessantem, denken Sie an Dinge, die Ihnen Freude machen (den nächsten Urlaub planen, sich eine blühende Wiese vorstellen, an erfreuliche Erlebnisse denken usw.).

> Vermeiden Sie die Stille!

Gedanken beeinflussen Gefühle und Verhalten

Aus der Psychologie weiß man, dass das Denken Gefühle und Verhalten beeinflusst. So begann Herr A. erst, sich Sorgen zu machen, als er merkte, dass das Geräusch von »innen« kommt.

Das widerspricht der normalen Erfahrung, ist etwas Neues und deshalb Anlass, sich Gedanken zu machen (*»Was hat das zu bedeuten? Ist mit mir etwas nicht in Ordnung?«*).

Manche Menschen bewerten das Geräusch als harmlos und können es rasch ignorieren, andere bekommen Angst und verlieren sich in Befürchtungen (»katastrophisierende« Gedanken). Dinge, die uns beunruhigen, können wir nicht ignorieren! Damit lässt sich beispielsweise auch erklären, dass manche Menschen voller Sorge in die Tinnitus-Sprechstunde kommen, nachdem sie den Begriff »Tinnitus« gehört haben, obwohl sie Jahre davor gut mit »Ohrgeräuschen« leben konnten (siehe Frau B.). Mit der neuen »Diagnose« (Tinnitus) wird eine neue Vorstellung verbunden, nämlich die, krank zu sein. Bei Frau B. führte das dann allerdings zum richtigen Schritt, nämlich eine Ärztin aufzusuchen (die sie vermutlich von der Harmlosigkeit der Erscheinung überzeugen konnte).

Positive Gedanken lassen die Beeinträchtigungen einschrumpfen.

Negative Gedanken führen zu negativen Gefühlen und verstärken den Leidensdruck, positive Gedanken verbessern die Stimmung, erzeugen Optimismus und Zuversicht und reduzieren die Beeinträchtigungen.

Beispiele für positive, starke Gedanken

»Ich lasse mich von Ohrgeräuschen nicht unterkriegen«
»Der Tinnitus ist ein Teil von mir, ich mache das Beste daraus«
»Es gibt Interessanteres als Ohrgeräusche«
»Es gibt im Leben viel unangenehmere Geräusche«

Bedrohliche Gedanken dagegen führen zur Angst. Gedanken, die mit Verlust in Verbindung stehen (Verlust der Stille, der Lebensqualität usw.) gehen eher mit Depressionen einher, und feindselige Gedanken gegenüber anderen (jemand anderer ist schuld an meinem Leiden, »niemand kann mir helfen«) führen zu Ärger und Wut. Diese Gedanken bzw. Denkmuster können sich im Laufe der Zeit immer stärker verfestigen.

Wie sieht es bei Ihnen aus?

Um sich darüber klar zu werden, ob die Gedanken bei der Wahrnehmung Ihres Ohrgeräusches eine Rolle spielen, können Sie sich selbst die folgenden Fragen beantworten:

- Woran erinnern Sie die Geräusche?
- Was geht Ihnen durch den Kopf, wenn Sie die Geräusche wahrnehmen?
- Was sind Ihre schlimmsten Befürchtungen?
- Welche Gedanken können Ihnen über schwere Zeiten hinweghelfen?

Das können Sie tun

- Ignorieren Sie den Tinnitus durch Ablenkung. Was nicht klappt: Partout *nicht* an Tinnitus denken zu wollen hält die Aufmerksamkeit gerade wach. Versuchen Sie einmal, *nicht* an weiße Elefanten zu denken: Sie haben sofort das Bild eines weißen Elefanten vor Augen!
- Versuchen Sie, das Geräusch »nüchtern« zu betrachten (Lautstärke, Tonhöhe usw.)
- Machen Sie sich Mut! Schwankungen sind normal. Wenn das Geräusch lauter wird, dann wird es auch wieder leiser. Morgen ist ein neuer Tag!
- Ärgern Sie sich nicht über Tinnitus! Ärger erhöht die Anspannung und kann den Tinnitus verstärken.
- Versuchen Sie die Frage zu vermeiden »Warum gerade ich?« Darauf gibt es meistens keine befriedigende Antwort – das kann Sie unnötig zusätzlich deprimieren.

Mensch, ärgere Dich nicht – davon wird der Tinnitus nur lauter.

Tinnitus muss sich Ihnen unterordnen – nicht umgekehrt

Ein Ohrgeräusch ist zu harmlos, als dass Sie ihm gewähren sollten, nennenswert in Ihr Leben hineinzufunken. Wenn Sie es als Warnton nehmen, der Ihnen signalisiert, dass Sie sich weniger ungesund stressen sollten, ist das sinnvoll. Wenn Sie sich dadurch den Spaß verderben lassen, räumen Sie ihm dagegen zu viel Platz im Leben ein. Einige Betroffene klagen darüber, dass der Tinnitus ihr Leben in eine ungünstige Richtung verändert hat. Wie ist das bei Ihnen? Gibt es Dinge, die Sie vor Auftreten des Tinnitus mit Freude taten, die Sie nun nicht mehr tun? Falls ja: fangen Sie wieder damit an! Berücksichtigen Sie, dass Tinnitus nur eine Belästigung bedeutet – er ist keine Krankheit, auf die Sie Rücksicht nehmen müssen. Denken Sie darüber nach, ob Sie aus dem nachstehenden Katalog wieder einmal Aktivitäten ergreifen, die Sie von dem lästigen Begleiter ablenken.

Nehmen Sie den Tinnitus als Warnsignal: »Du musst wieder mal mehr für's Wohlfühlen tun«!

Beispiele für positive Quellen der Lebensfreude und -zufriedenheit:

- Ein Hobby pflegen (auch wenn es Musizieren in einer lauten Band bedeutet – siehe Seite 89)
- Freunde besuchen oder anrufen
- ein Konzert besuchen (Lautstärke muss kein Hinderungsgrund sein, siehe Seite 90)
- ins Kino gehen
- gut Essen gehen, wieder einmal gut kochen
- Sport treiben
- einen Urlaub planen – und den Plan auch durchführen
- Verschönerungen in der Wohnung planen und realisieren, die Wohnung entrümpeln
- bewusst Musik hören
- ein schönes Buch oder Blumen kaufen
- bummeln gehen
- sich belohnen.

Der Schlaf – für Sie ein Thema?

Was hat ein Hörsturz oder Ohrgeräusch mit dem Schlaf zu tun? Für manche Betroffene nichts. Dann können Sie dieses Kapitel überblättern.

Für andere dagegen gehört das Thema »Schlaf« zur wirkungsvollen Behandlung oder Vorbeugung weiterer Ereignisse dazu. Immerhin ist der Schlaf das Medikament Nummer eins für die Selbstheilungskräfte.

Nach einem Hörsturz kann gesunder Schlaf dazu beitragen, die Selbstheilungskräfte zu unterstützen, und die Behebung von Schlafstörungen trägt dazu bei, den zuvor möglicherweise zu hohen Stresspegel zu senken. Vor allem aber Patienten mit Ohrgeräuschen, auch ohne Hörsturz, sollten sich mit dem Thema Schlaf auseinander setzen, denn etliche klagen, das Ohrgeräusch halte sie wach. Rasch kann das der Einstieg in einen Teufelskreis sein – durch unerholsamen Schlaf fühlt man sich »genervt«, das wird durch das Ohrgeräusch verstärkt, man versucht verzweifelter, einzuschlafen. Doch dieses bewusste Einschlafenwollen hält erst recht wach.

Die richtige Information durchbricht diesen Teufelskreis. Daher zunächst einige Fakten: Wissenschaftler haben eindeutig festgestellt, dass die Lautstärke eines Ohrgeräusches keinen Einfluss auf den Schlaf des Betroffenen hat. Was den Schlaf dennoch raubt, sind andere Faktoren: Die Angst vor einer Schlafstörung durch das ständige Sausen oder Brummen führt zur Anspannung und diese zu Einschlaf- oder Durchschlafstörungen. Oder der Schlaf war schon längere Zeit vorher »anfällig«.

Die Lautstärke des Ohrgeräusches hat keinen Einfluss auf den Schlaf.

Schlafbedürfnis und Schlafstörungen

Das Wort »Schlafen« ist altgermanischen Ursprungs und bedeutet ursprünglich »schlapp werden«. Der Mensch verschläft etwa ein Drittel seiner Lebenszeit. An Schlafstörungen leiden 20–40 % aller Erwachsenen, besonders Frauen und ältere Menschen. Die Art der Schlafstörungen ändert sich mit dem Alter. Einschlafstörungen sind häufiger bei jüngeren, Durchschlafstörungen finden sich häufiger bei älteren Menschen.

Die Definition der **Einschlafstörung** lautet: Der Schlaf tritt nicht innerhalb von 30 Minuten nach Löschen des Lichts ein. Die **Durchschlafstörung** bedeutet häufige oder lange Wachzeiten während der Nacht von insgesamt mehr als 30 Minuten bzw. vorzeitiges Erwachen nach weniger als 6,5 Stunden Schlaf. Mit **Schlafeffizienz** bezeichnet man den Prozentsatz der Schlafzeit an der im Bett verbrachten Zeit. Ein Wert unter 85 % bedeutet mangelhafte Schlafeffizienz.

Das individuelle Schlafbedürfnis ist sehr unterschiedlich. Deshalb kann die Schlafdauer allein nicht als Kriterium für Schlafstörungen herangezogen werden. Über zwei Drittel der Erwachsenen brauchen einen Schlaf von 7–8,5 Stunden, um tagsüber voll leistungsfähig zu sein. Kurzschläfer kommen mit 4–5 Stunden aus, Langschläfer brauchen 9–10 Stunden.

Das Schlafbedürfnis schwankt zwischen vier und zehn Stunden pro Nacht.

Schlafstörungen sind oft subjektiv und können nicht immer durch objektive Messungen bestätigt werden. Schlechte Schläfer neigen dazu, die Dauer des Wachliegens zu überschätzen und Schlafzeiten zu unterschätzen. Manche beschreiben die Nacht als Halbwach- und Halbschlafzustand. Andere empfinden ihren Schlaf als leicht und nicht erholsam, obwohl die Schlafdauer ausreichend lang ist.

Schlafphasen

Der Schlaf kann in den REM- und den Non-REM-Schlaf unterteilt werden. Typisch für den REM-Schlaf, auch als paradoxer oder aktiver Schlaf bezeichnet, sind schnelle Augenbewegungen (engl.: Rapid Eye Movement) und erhöhte geistige Aktivität, aber erschlaffte Muskeln. In dieser Phase treten die Träume auf, daher wird sie auch als Traumschlaf bezeichnet. Sie dauert 3–60 Minuten

NREM-Schlaf (»Non-REM-Schlaf«) ist gleichbedeutend mit Tiefschlaf, weil die meisten physiologischen Funktionen reduziert sind. Der NREM-Schlaf wird in vier Phasen unterteilt, das Ein-

60

schlafstadium (Stadium I), das Leichtschlafstadium (Stadium II), die Phase des mitteltiefen Schlafes (Stadium III) und schließlich des Tiefschlafs im engeren Sinne (Stadium IV). Nach Stadium IV folgen wieder die drei Stadien III, II und I und schließlich erneut eine REM-Schlafphase.

Unabhängig von der Zeit des Zubettgehens beginnt der Schlaf immer mit einer Tiefschlafperiode (Abb. 17). Durchschnittlich werden pro Nacht etwa vier bis fünf Traumphasen mit zunehmender Dauer durchlaufen. Die Dauer eines Tiefschlaf- Traumschlaf- Zyklus beträgt zwischen 70 und 120 Minuten. Die erste Traumschlaf-Phase findet ca. 70–90 Minuten nach dem Einschlafen statt und ist sehr kurz (5–15 Minuten). Das Schlaf -Stadium IV (Tiefschlaf) herrscht im ersten Drittel der Nacht vor, während der Traumschlaf im letzten Drittel zunimmt.

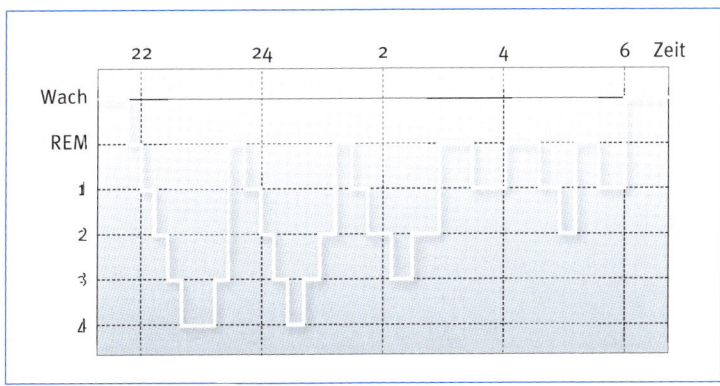

Abb. 17: Schlafstadien und Schlafprofil.

Das Verhältnis zwischen Schlaf- und Wachzeit und die Dauer der einzelnen Schlafstadien ändert sich im Laufe des Lebens (Abb. 18). Der Schlaf ist bei Kindern am längsten und nimmt dann langsam ab. Rechnet man die Tagesnickerchen mit ein, so ist die gesamte Schlafdauer vom mittleren bis hohen Alter recht konstant. Ältere Menschen verbringen mehr Zeit wach im Bett. Entgegen der allgemeinen Meinung, dass der Schlaf mit dem Alter kürzer wird, nimmt eher die Fähigkeit ab, ohne Unterbrechungen durchzuschlafen.

Mittagsschlaf und andere Nickerchen inbegriffen bleibt die Schlafdauer bis ins Alter recht konstant.

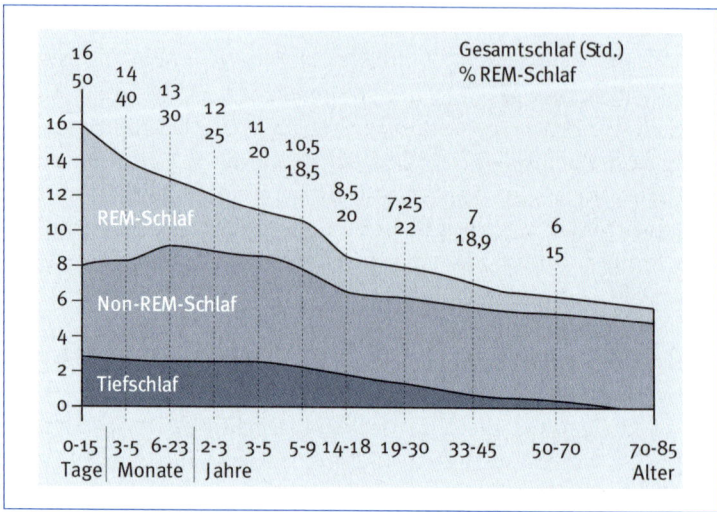

Abb. 18: Mit zunehmendem Lebensalter ändern sich Schlafprofil, Schlafdauer, -tiefe und der Anteil des REM-Schlafes.

Auch das Verhältnis von Tiefschlaf und Traumschlaf ändert
sich mit dem Alter. Babys verbringen etwa 50 % ihres Schlafes
mit Traumschlaf, mit dem ihr Schlaf beginnt. Erwachsene beginnen den Schlaf mit Tiefschlaf.

Einen Einfluss auf die Schlafstruktur haben darüber hinaus die
im Folgenden beschriebenen Faktoren.

Schlafgewohnheiten

Schlafmangel wird durch anschließend verlänger-te Tiefschlafphasen aus-gebügelt.

Dauer und Qualität des Schlafes hängen von den vorangegan-
genen Nächten ab. Schlafentzugsexperimente zeigten, dass
sich nach Schlaflosigkeit die Zeit bis zum Einschlafen verkürzt.
Je länger jemand nicht geschlafen hat, desto schneller schläft
er darauffolgend ein. Die Schlafdauer und der Anteil des Tiefschlafes nehmen nach Schlafentzug zu. Durchschnittlich wird
etwa ein Drittel des verlorenen Schlafes nachgeholt, wenn die
Person ausschlafen kann. Es muss nicht der gesamte Schlaf
nachgeholt werden. Experimentell konnte auch gezeigt werden, dass nach gezieltem Entzug bestimmter Schlafstadien spä-
ter genau diese nachgeholt werden.

Tagesrhythmus

Viele biologische Funktionen werden von einem tageszeitlichen Rhythmus geprägt, der so genannten zirkadianen Rhythmik, beispielsweise die Körpertemperatur oder die Ausschüttung von Hormonen. Für den Schlaf ist die Körpertemperatur wichtig. Ihr recht stabiler Rhythmus ist eng an den Schlaf-Wach-Rhythmus geknüpft. In den frühen Morgenstunden liegt die Temperatur am niedrigsten. Vor dem Aufwachen steigt sie allmählich an, erreicht den höchsten Wert am frühen Abend und nimmt dann ab etwa 23 Uhr deutlich wieder ab. Der Wachheitsgrad steigt mit der Temperaturkurve. Der Schlaf ist am tiefsten und das Schlafbedürfnis am stärksten während der Temperatursohle. Ein leichter Temperaturabfall am Nachmittag geht mit verstärkter Müdigkeit einher. Die Entscheidung, ins Bett zu gehen, ist eng mit dem Sinken der Körpertemperatur verbunden. Umgekehrt ist die Entscheidung aufzustehen eng an den Temperaturanstieg geknüpft.

Innere und äußere Temperatur und das Schlafbedüfnis hängen eng miteinander zusammen.

Auch die Uhrzeit beeinflusst den Schlaf. Bei einem Nickerchen am Vormittag kommt es verstärkt zu Traumschlaf (als Fortsetzung des Nachtschlafes), am Nachmittag oder Abend kommt es eher zu Tiefschlaf (als Beginn des Nachtschlafes).

Wozu schlafen?

Es gibt verschiedene Erklärungen über den Sinn des Schlafes. Die gängigste lautet, dass der Schlaf körperlich und psychisch regeneriert. Schlafentzugs-Experimente weisen darauf hin, dass der Tiefschlaf in erster Linie der körperlichen Regeneration dient und der Traumschlaf eine größere Bedeutung für geistige Funktionen besitzt. Gezielter Entzug der Schlafstadien III und IV führt zu schmerzhaften Muskeln und Steifheit am Morgen. Anstrengende körperliche Betätigung bewirkt eine Zunahme des Tiefschlafes. Diese Beobachtungen stützen die Annahme, dass der Tiefschlaf für die körperliche Erholung wichtig ist.

Die deutlichsten Folgen von Schlafentzug oder Schlafmangel sind Müdigkeit, eine beeinträchtigte Wahrnehmung und Stimmungsschwankungen. Das Ausmaß der Beeinträchtigungen hängt davon ab, ob der Schlafmangel akut oder über längere

Zeit anhaltend auftritt. Akuter Schlafmangel, beispielsweise für eine Nacht, führt zu Müdigkeit am nächsten Tag, zu verminderter Motivation, Initiative, Kreativität und geistiger Flexibilität.

Kompletter Schlafentzug für mehr als eine Nacht führt zum Auftreten kurzer Schlafepisoden während des Wachzustandes. Aufmerksamkeit und Konzentration sind reduziert, die Wahrnehmungsfähigkeit ist beeinträchtigt. Beeinträchtigungen der Stimmung (Reizbarkeit, Feindseligkeit) nehmen bei kurz- und langfristigem Schlafentzug zu. Paradoxerweise kann Schlafentzug jedoch bei manchen endogenen Depressionen einen antidepressiven Effekt haben.

Primäre und sekundäre Schlafstörungen

Man unterscheidet bei den Schlafstörungen die primären und die sekundären Störungen. Bei der primären Störung steht die Schlafstörung im Vordergrund. »Sekundär« ist eine Störung als Folge einer Krankheit oder eines Zustandes.

Primäre Schlafstörung (psychophysiologische Insomnie)

Bei der psychophysiologischen Insomnie können die Klagen über Ein- und Durchschlafstörungen objektiv im Schlaflabor bestätigt werden. Es ist die häufigste Form der »gelernten« Schlafstörung. Sie entwickelt sich aus zwei Faktoren, die sich gegenseitig verstärken: aus den Schlaf verhindernden Gedanken und aus körperlicher Anspannung. Kreisen die Gedanken um den gestörten Schlaf, führt das z. B. in Verbindung mit bestimmten Situationen (Schlafzimmer, Bett), bestimmten Zeiten (Schlafenszeiten) oder Verhaltensweisen (Schlafritualen) zu einer antrainierten Wachheit, die mit Schlaf unvereinbar ist. Die betroffenen Personen schlafen meist in fremder Umgebung wesentlich besser. Bei guten Schläfern ist das gerade umgekehrt. Wenn Patienten berichten, dass sie gerade dann gut schlafen können, wenn sie es nicht versuchen (z. B. beim Fernsehen oder Lesen), weist dies ebenfalls auf »falsches Training« hin.

Die psychophysiologische Schlafstörung entsteht nicht über Nacht. Häufig stehen zu Beginn Probleme oder schwierige Le-

Je angestrengter man einschlafen will, desto weniger funktioniert das.

bensereignisse, ein akut aufgetretener Tinnitus oder das Grübeln über die Ursachen eines Hörsturzes.

Sekundäre Schlafstörungen

Zu den sekundären Schlafstörungen gehören Störungen in Verbindung mit körperlichen Faktoren. Fast alle Krankheiten, die mit Schmerzen oder körperlichem Unbehagen einhergehen, können Schlafstörungen verursachen. Eine weitere Ursache sind Schlafstörungen in Verbindung mit Alkohol- und Medikamentenabhängigkeit.

Auch der langfristige Gebrauch der meisten Schlafmittel ist ungünstig. Er führt zur Gewöhnung, sodass die Schlafmittel immer weniger wirken. Eine Dosissteigerung kann vorübergehend das Problem lösen, aber die Folgewirkungen werden immer größer. In der Regel werden die REM-Phasen (Traumschlafphasen) unterdrückt. Nach Absetzen treten diese Traumschlafphasen gehäuft auf, sodass der Betreffende glaubt, besonders schlecht zu schlafen – erneut werden Schlafmittel geschluckt, der Teufelskreis verstärkt sich.

Schlafmittel bewirken auf die Dauer selbst Schlafstörungen.

Alkohol, der im Gehirn überwiegend die Impulsübertragung hemmt, fördert das Einschlafen und unterdrückt den Traumschlaf zu Beginn der Nacht, der dann aber im weiteren Verlauf der Nacht verstärkt auftritt. Dies stört den Schlafablauf, und es kommt zu vorzeitigem Erwachen. Licht, Lärm, Hitze, Kälte, unruhige Bettnachbarn, unbequeme Matratzen usw. können den Schlaf ebenfalls stören.

Was tun gegen Schlafstörungen?

Eine anfänglich meist harmlose Störung kann sich allmählich zu einem substanziellen Problem verselbständigen. Aber auch um die Schlafstörungen zu bewältigen, entwickeln die Betroffenen Strategien, die sich ungünstig auf den Schlaf auswirken können (z. B. lange Zeiten im Bett verbringen, unregelmäßige Schlaf-Wach-Zeiten, Tagesnickerchen). Obwohl diese Strategien kurzfristig den Schlafmangel beheben können, verschlechtern sie langfristig die Schlafstörung. Auch der Gebrauch von Schlafmitteln kann kurzfristig den Schlaf verbessern, langfristig wird er aber Teil des Problems.

> Wer ein paar Nächte nicht schläft, wird kaum eine chronische Schlafstörung entwickeln, wenn er oder sie sich davon nicht weiter aus der Ruhe bringen lässt.

Wer sich jedoch intensiv mit dem Schlafproblem befasst, rückt es immer mehr in den Lebensmittelpunkt. Normale Missempfindungen werden fälschlicherweise auf die Schlafstörung bezogen, der Schlaf wird zum »Sündenbock«, es entsteht Angst, wieder nicht schlafen zu können, und das tritt dann im Sinne einer sich selbst erfüllenden Prophezeiung auch wirklich ein.

Um das natürliche Schlafbedürfnis wieder auszugraben, empfiehlt sich ein umfassendes Programm. An erster Stelle sollten Sie Schlaf störende Faktoren abstellen. Dass Sie einen wachhaltenden Tinnitus am besten akustisch überdecken, haben Sie bereits auf Seite 46 ff. erfahren. Meist stören aber weitere Faktoren noch mehr.

Schlaf störende Faktoren ausschalten

Prüfen Sie, ob Sie Gewohnheiten haben, die das Einschlafen erschweren.

Koffein (in Kaffee, Schwarz-, Grüntee, Energy Drinks, Colagetränken, koffeinhaltiger Schokolade) regt das zentrale Nervensystem an und führt zu einem leichteren Schlaf und Schlafunterbrechungen. Es dauert 3 ½ Stunden, bis die Hälfte des Koffeins wieder abgebaut wird. Daher 4–6 Stunden vor dem Einschlafen kein Koffein mehr!

Nikotin stimuliert ebenfalls das zentrale Nervensystem und stört den Schlaf. Deshalb auf die Zigarette vor dem Zubettgehen verzichten und nicht rauchen, wenn Sie mitten in der Nacht aufwachen!

Essgewohnheiten. Ein kleiner Imbiss vor dem Schlafengehen kann das Einschlafen erleichtern. Mit fettreichen oder schwer verdaulichen Mahlzeiten am Abend (Rohkost, verschiedene Obstsorten, Erdnüsse, fettige Chips) erreichen Sie eher das Gegenteil. Ein Glas Milch und kohlenhydratreiche Nahrung wie Brot oder eine kleine Portion Spagetti sind eher geeignet.

Sport. Am Abend sollten Sie mit stärkerer sportlicher Betätigung zurückhaltend sein, weil die dadurch erzielte Anregung den Schlaf stören kann. 2–4 Stunden vor Schlafbeginn sollte ein anstrengenderes Sportprogramm abgeschlossen sein. Regelmäßige ausgewogene körperliche Aktivität fördert dagegen den Schlaf, ebenso wie ein Spaziergang vor dem Schlafengehen.

Alkohol. Obwohl ein »Schlaftrunk« entspannen und eventuell auch das Einschlafen erleichtern kann, ruft Alkohol auf lange Sicht eher Schlafstörungen hervor, als dass er sie behebt. Alkohol, besonders am Abend, führt zu einem leichteren und zerrissenen Schlaf.

Schlafmittel. Bei akuten und schweren Schlafstörungen ist die zeitweilige Einnahme von Schlafmitteln teilweise sinnvoll. Auf lange Sicht aber sollten Sie ohne diese Hilfe schlafen, da Schlafmittel den Tiefschlaf und die Traumphasen unterdrücken und abhängig machen können. Wenn Sie regelmäßig Schlafmittel eingenommen haben und diese nun absetzen, treten vorübergehend vermehrt Träume und längere Einschlafzeiten auf. Das bessert sich jedoch relativ rasch.

Schlafmittel sind immer nur ein Behelf über eine begrenzte Zeit.

Pflanzliche Schlafmittel (rezeptfrei)

Baldrian und Hopfen fördern den Schlaf. Bei starken Schlafproblemen können Sie vorübergehend (!) zu einem dieser Mittel greifen. Auch pflanzliche Schlafmittel sollten nicht über längere Zeit ohne ärztlichen Rat genommen werden!

Beispiele: Baldrian-Dispert® Nacht Dragees
            Sanhelios® Baldrian und Hopfen Dragees S

Umgebungsbedingungen anpassen

Da der Schlaf von der Körpertemperatur abhängt, sollten Sie für eine optimale Raumtemperatur sorgen, die für die meisten Menschen zwischen 16 und 18 °C liegt. Schirmen Sie Geräusche ab (dazu kann auch vorübergehend der Auszug aus dem gemeinsamen Schlafzimmer gehören), sperren Sie störendes Licht aus (Läden, Vorhänge, Schlafmaske).

Chemische Schlafmittel

Diese Schlafmittel werden nach Abwägen von Nutzen und Risiko zeitlich befristet verschrieben. Man unterscheidet Mittel, die das Einschlafen fördern, z. B. Noctamid®, und Medikamente, die das Durchschlafen fördern (z. B. Stilnox®).

Beachten Sie bei allen chemischen Schlafmitteln einen möglichen »Überhang«, das heißt eine Tagesmüdigkeit am Tag nach der Einnahme. Alkohol verstärkt die Wirkung, auf die Reaktionsfähigkeit achten! Auch rezeptfrei erhältliche chemische Schlafmittel sollten Sie nicht ohne ärztlichen Rat einnehmen, da sie nicht frei vom Problem des »Überhangs« oder der Tagesmüdigkeit sind.

Regelmäßigen Schlaf-Wach-Rhythmus trainieren

Wenn Sie ohnehin nicht einschlafen, stehen Sie wieder auf und tun etwas – bis Sie bleischwer müde sind.

Wenn Sie die folgenden Ratschläge umsetzen, kann sich ein regelmäßiger Schlaf-Wach-Rhythmus einstellen. Schlaf verhinderndes Verhalten wird abgebaut. Ziel ist es in erster Linie, die Anzahl und Dauer der Phasen zu reduzieren, in denen Sie nachts wach liegen. Beachten Sie die folgenden Punkte:

- Gehen Sie nur dann zu Bett, wenn Sie wirklich müde sind. Es gibt keinen Grund, schlafen zu gehen, wenn Sie nicht müde sind.
- Wenn Sie innerhalb 30 Minuten nicht einschlafen oder wenn Sie nachts aufwachen und nicht wieder einschlafen können, stehen Sie auf, verlassen Sie das Schlafzimmer und gehen Sie einer ruhigen Tätigkeit nach. Ins Bett gehen Sie erst wieder, wenn Sie müde sind. Das wiederholen Sie so oft wie nötig. Damit erreichen Sie, dass Sie Ihr Bett und Ihr Schlafzimmer wieder mit schnellem Einschlafen in Verbindung bringen.
- Stellen Sie sich den Wecker und stehen Sie jeden Morgen um die gleiche Uhrzeit auf – egal ob Wochentag oder Wochenen-

de, egal um wie viel Uhr Sie zu Bett gegangen sind oder wie lange Sie geschlafen haben. Dies wird Ihnen helfen, einen regelmäßigen Schlafrhythmus zu finden.

- Nutzen Sie Ihr Bett nur zum Schlafen (Ausnahme: Zärtlichkeit und Sex). Lesen oder essen Sie nicht im Bett, schauen Sie dort nicht fern und grübeln Sie nicht im Bett, tags nicht und nachts nicht.
- Verbringen Sie nur die Zeit im Bett, die Sie wirklich schlafen. Bleiben Sie nicht im Bett, um sicherzustellen, dass Sie eine angemessene Menge an Schlaf bekommen oder sich wenigstens etwas erholen. Das lange Verweilen im Bett trägt eher zu einer Verschlechterung als zu einer Verbesserung Ihres Schlafverhaltens bei.
- Schlafen Sie am Tage nicht länger als eine Stunde. Damit sich ein Nickerchen am Tage nicht auf Ihren Nachtschlaf auswirkt, sollten Sie sich nach 15 Uhr nicht mehr zum Mittagsschlaf hinlegen.

Dieses Selbsthilfeprogramm erfordert Zeit, Geduld, Übung und ein striktes Befolgen der Regeln. Es wird anstrengend sein, wieder aufzustehen, wenn Sie nicht einschlafen können. Auch kann es Ihnen passieren, dass sich Ihr Schlaf in den ersten Nächten, in denen Sie diese Regeln befolgen, erst noch weiter verschlechtert und dass Sie am Morgen noch erschöpfter aufwachen. Aber lassen Sie sich nicht entmutigen. Mit der Zeit und etwas Übung werden sich positive Effekte zeigen. Üblicherweise verbessert sich nach einigen Wochen der Schlaf deutlich.

Einige Wochen Konsequenz sollten Sie investieren, dann findet sich der normale Schlafrhythmus wieder ein.

Gedanken und Einstellungen ändern

Werden Sie sich Ihrer Einstellungen zu Schlaf und Schlaflosigkeit bewusst. Die Art, wie Sie über ein Problem denken, kann dazu beitragen, dieses Problem zu lösen oder zu verstärken. Wenn Sie sich zum Beispiel darüber Sorgen machen, wie schlecht Sie in der Nacht zuvor geschlafen haben, ist es wahrscheinlicher, dass Sie auch in der folgenden Nacht mit Schlafproblemen kämpfen werden. Überprüfen Sie daher Ihre Auffassungen über Schlaf und Schlaflosigkeit und vergleichen Sie, ob Sie mit den Erkenntnissen der Schlafforschung übereinstimmen.

> Eine ausschließliche Erklärung der Schlafstörung mit äußeren Gründen wie:
>
> *»Meine Schlafstörung ist ausschließlich durch den Tinnitus verursacht«* oder
>
> *»Weil ich älter werde, ist es normal, dass ich Schlafstörungen habe«* ist nicht sinnvoll!

Obwohl fortgeschrittenes Lebensalter, Tinnitus oder körperliche Erkrankungen zu Schlafstörungen beitragen können, sind sie nicht deren alleinige Ursache. Auch psychologische Faktoren haben einen Einfluss.

Oft wird ausschließlich der Schlaf für Stimmungsschwankungen und verminderte Einsatzfähigkeit am Tage verantwortlich gemacht. Aber viele weitere Faktoren beeinflussen Stimmung und Leistungsfähigkeit, beispielsweise die tageszeitlichen Schwankungen der Hormonausschüttung oder Stress.

Schlafstörungen haben in der Regel weit weniger Folgen als befürchtet.

> Untersuchungen ergaben, dass die Leistungseinbußen aufgrund eines schlechten Schlafes weniger groß sind als oft angenommen. Wenn Sie sich über die Folgen von Schlaflosigkeit wie z. B. Konzentrationsschwierigkeiten sorgen, macht Sie dies nur ängstlicher und führt zum geschilderten Teufelskreis von Schlaflosigkeit, Besorgnis, Anspannung und einem noch stärker gestörten Schlaf.

Erwartungen wie »ich muss jede Nacht acht Stunden schlafen« oder »ich muss innerhalb von Minuten einschlafen« sind unrealistisch. Das Schlafbedürfnis ist von Person zu Person sehr unterschiedlich. Schlafen Sie so lange, dass Sie am nächsten Morgen ausgeruht sind und den Tag über wach bleiben, aber nicht länger. Setzen Sie sich nicht unter Druck, dass Sie einen bestimmten Schlafstandard erreichen müssen, weil dies nur Ihre Anspannung und Sorgen vergrößert und Ihre Schlafstörungen aufrechterhält. Auch die Zeit, die man zum Einschlafen benötigt, ist sehr unterschiedlich. Ihr Partner oder Ihre Partnerin schläft vielleicht ein, sobald er oder sie aufs Kopfkissen sinkt. Kein Grund zur Besorgnis, wenn Sie länger dazu brauchen! Es ist ratsam, Ihren Schlaf nicht ständig mit dem anderer Menschen zu vergleichen, denn Sie werden immer jemanden finden, der »besser« schläft als Sie, und auch das kann zu Verunsicherung und Aufrechterhaltung der Schlafstörungen beitragen.

Versuchen Sie nach einer schlechten Nacht Aufgaben, die Konzentration erfordern, auf das notwendige Maß zu reduzieren. Wenn Sie schwierige Aufgaben zu erfüllen haben, versuchen Sie nach Möglichkeit, diese dann zu erledigen, wenn Sie am leistungsfähigsten sind.

Wenn es Ihnen gelingt, Ihre Erwartungen und Vorstellungen über die Ursachen und Folgen von Schlaflosigkeit zu korrigieren, wird Ihr Schlaf wieder seinen natürlichen Rhythmus finden.

Für den Schlaf gilt wie für den Tinnitus: Gehen Sie's gelassen an!

71

Hörsturz, Tinnitus und Stress

Ob ein Hörsturz auch durch Stress ausgelöst wird, konnte bislang nicht eindeutig belegt werden. Stress behindert aber nach allgemeiner Übereinkunft die Selbstheilung, sodass sich nach einem Hörsturz die Auseinandersetzung mit dem Thema »Stressumgang« oder »Stressverarbeitung« lohnen kann, wenn zu hohe Anforderungen in Ihrem Leben ein Thema sind.

Auch bei Tinnitus kann der eigene Umgang mit Stress bedeutsam sein. Tinnitus kann Stress erzeugen, und Stress kann möglicherweise Tinnitus verstärken oder sogar auslösen. Vor allem löst Tinnitus Stress aus, wenn man

- häufig an Tinnitus denkt
- sich wegen des Tinnitus Sorgen macht oder sich über ihn ärgert
- sich wegen Tinnitus zurückzieht.

Deshalb lohnt es sich, auch bei Tinnitus den Umgang mit Stress bewusster zu gestalten und zu lernen, sich gezielt zu entspannen. Dadurch verringert sich der Eindruck, dem Tinnitus ausgeliefert zu sein. Das Gefühl, Kontrolle über den Tinnitus zu gewinnen, verstärkt sich. Angst lässt sich leichter überwinden, die Konzentration und der Schlaf verbessern sich. Je wohler Sie sich fühlen, desto weniger wird Sie der Tinnitus stören!

Was ist Stress?

Die Klage über zu viel Stress ist in unserer Gesellschaft modern. Es gehört fast zum guten Ton, gestresst zu sein. Dem einen wächst die Arbeit über den Kopf, der andere wird durch ungelöste Probleme beschäftigt und belastet. Viele Menschen sind mit ihrem Leben unzufrieden. Die Folgen davon: der Körper reagiert mit innerer Unruhe und Nervosität, mit Schlafstörungen, Konzentrationsschwäche und anderen Störungen des Wohlbefindens.

Seinen Ursprung hat das Wort Stress im Lateinischen »strictus« (= angezogen, stramm oder gespannt). Stress ist eine natürliche und wichtige Reaktion des Körpers auf eine Herausforderung. Spannungen erzeugen Kraft, eben Spannkraft. Ein gewisses Ausmaß an Stress oder Anforderungen ist lebensnotwendig. Man spricht von Eustress (*eu*: gut, schön). Zuviel Stress kann jedoch schädlich sein und zu körperlichen und seelischen Erkrankungen führen. »Ungesunden« Stress nennt man auch Disstress (*dis*: schlecht, krankhaft).

Gesunder Stress – krank machender Stress

Der Körper reagiert auf Stress, neutraler gesprochen auf Anforderungen, durch Ausschüttung von Stresshormonen (Botenstoffen) in die Blutbahn. Sie erhöhen die Muskelanspannung, steigern Blutdruck und Herzschlag, um die Reaktion auf die Anforderung zu verbessern. Diese Reaktionen zielten ursprünglich auf die Befähigung zu Flucht oder Angriff. Wird jedoch diese körperlich vorbereitete Reaktion nicht »abgerufen«, werden die Muskeln also nicht beansprucht, läuft die Stressreaktion ins Leere. Dann äußert sie sich beispielsweise in verspannten Muskeln, in Schwitzen, Zittern, Kopfschmerzen, einem Kloßgefühl im Hals, Herzbeschwerden, Magenschmerzen, Durchfall, Allergien und Verspannungen. Die typischen psychischen Stressreaktionen schlagen unter Umständen von erhöhter Aufmerksamkeit um in Nervosität, Unruhe, Gereiztheit und Schlafstörungen.

Das Gegenteil von Stress ist Entspannung. Blutdruck und Pulsrate (Herzschläge pro Minute) sinken, die Muskeln entspannen sich, Hände, Füße und Kopf werden besser durchblutet, die Atemzüge werden tiefer und länger, die Verdauungsarbeit nimmt zu und der Körper sowie die Psyche erholen sich.

Ein ausgewogenes Verhältnis zwischen Anspannung und Entspannung ist Voraussetzung für das Wohlbefinden: Aktivität und Passivität müssen im Gleichgewicht stehen. Ist eine von beiden Phasen dauerhaft im Übermaß vertreten, kann es aufgrund der einseitigen Beanspruchung des Körpers zu gesundheitlichen Schädigungen kommen. Deshalb ist es wichtig, Stresssymptome frühzeitig zu erkennen und Gegenmaßnahmen einzuleiten.

Ein Gleichgewicht zwischen Anspannung und Entspannung ist Voraussetzung für Gesundheit.

73

Körperliche und psychische Stressreaktionen

Stress hat viele Gesichter. Deshalb ist es oft gar nicht so einfach, ihn zu erkennen. Es sind nicht nur unangenehme, sondern sogar auch angenehme Ereignisse, die zu vermehrtem Stress führen. Mögliche Ursachen sind beispielsweise Zeitdruck, das Verpassen eines Busses, Warten in endlosen Schlangen, Stau auf der Autobahn, andauernder Lärm, finanzielle Schwierigkeiten, Überlastung, aber auch Eintönigkeit, Einsamkeit, Berentung. Krankheit und Behinderungen können den Stresspegel erhöhen, aber auch eine Hochzeit oder die Geburt eines Kindes. Fast jede Situation bzw. jedes Ereignis kann Stress auslösen. Sie haben jedoch Einfluss darauf, wie sehr Sie Stress zulassen.

Denn: Eine bestimmte Situation oder ein bestimmtes Ereignis löst nicht von sich aus Stress aus. Entscheidend ist vielmehr,

Abb. 19: Unterschiedliche Reaktionen auf die gleiche Anforderung.

Die Situation

Herr S. und Frau G. müssen vor mehreren Leuten eine Rede halten

Die inneren Selbstgespräche

Was geht in ihnen vor?

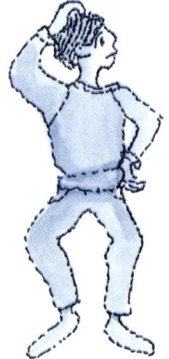 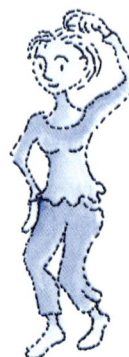 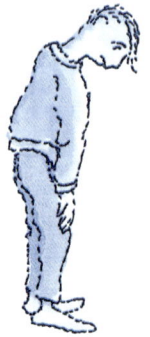 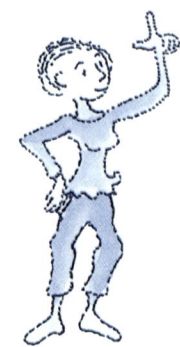

Das ist furchtbar! Mir fällt bestimmt nichts ein! Ich werde zu Stottern beginnen! Meine Hände werden zittern! Ich werde mich furchtbar blamieren!

Freut mich, dass ich ausgewählt wurde! Ich werde mich gut darauf vorbereiten! Ich werde mein Bestes geben! Ich werde laut und deutlich sprechen! Etwas Lampenfieber ist normal.

Herrn S. geht es immer schlechter, er sucht nach Ausreden und gibt schließlich auf. Herr S. ist mit sich unzufrieden.

Frau G. bereitet sich auf die Rede vor, sie ist zwar aufgeregt, bekommt aber viel Applaus. Frau G. ist mit sich zufrieden.

wie Sie auf eine Situation oder ein Ereignis reagieren, wie Sie diese Situation einschätzen und bewerten. Damit lässt sich auch erklären, warum ein bestimmtes Ereignis einen Menschen in höchste »Alarmbereitschaft« versetzen kann, während dasselbe Ereignis eine andere Person völlig »kalt« lässt. Warum Menschen Ereignisse ganz unterschiedlich bewerten, hängt von der Persönlichkeit, bestimmten Lebenserfahrungen, den aktuellen Lebensumständen und vielen weiteren Faktoren ab. In Abbildung 19 ist dargestellt, wie zwei Menschen ganz unterschiedlich auf die gleiche Anforderung reagieren.

Sie haben Einfluss darauf, wie stark Stress sich Ihrer bemächtigen kann.

Auch ein Tinnitus oder ein Hörsturz kann Stress auslösen. Bei Tinnitus läuft es nicht selten so ab: Man legt sich am Abend ins Bett und nimmt plötzlich in einem Ohr ein Pfeifen wahr. Reaktionen, die garantiert in einen (unnötig) erhöhten Stress führen, lauten:

* Um Gottes Willen!
* Das ist ja furchtbar!
* Das halte ich nicht aus!
* Das macht mich verrückt!

Es ist bekannt, dass die körperlichen Reaktionen in Stresssituationen durch Gedanken oder Selbstgespräche, also psychische Vorgänge, beeinflusst werden. Umgekehrt haben wir damit über unsere Gedanken die Möglichkeit, körperlichen Stressreaktionen entgegenzuwirken.

Körperliche Reaktionen lassen sich durch Gedanken oder »Selbstgespräche« beeinflussen.

Weiterhin weiß man, dass immer dann Stress entsteht, wenn ein Missverhältnis besteht zwischen der wahrgenommenen Anforderung und den verfügbaren Bewältigungsmöglichkeiten. Hier ergibt sich ein zweiter Ansatzpunkt (Abb. 20). Je mehr Strategien und Fertigkeiten wir für die Problemlösung zur Verfügung haben, desto seltener geraten wir in Stress. Problemlösung kann man lernen!

Problemlösung kann man lernen!

> Die entscheidende Frage lautet: Habe ich die Situation im Griff oder die Situation mich?

75

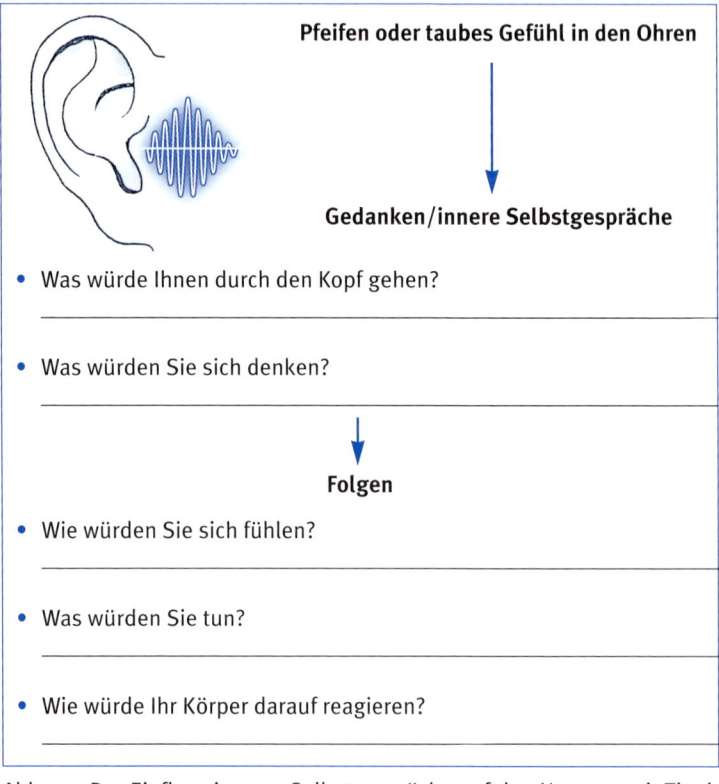

Pfeifen oder taubes Gefühl in den Ohren

Gedanken/innere Selbstgespräche

- Was würde Ihnen durch den Kopf gehen?

- Was würden Sie sich denken?

Folgen

- Wie würden Sie sich fühlen?

- Was würden Sie tun?

- Wie würde Ihr Körper darauf reagieren?

Abb. 20: Der Einfluss innerer Selbstgespräche auf den Umgang mit Tinnitus.

Mit Stress anders umgehen

Wenn Sie übermäßigen Stress abstellen wollen, ist es am klügsten, bei sich selbst anzufangen. Viele »Gestresste« glauben, dass der Stress so lange anhält, wie sich die Situation nicht verändert, solange also beispielsweise die Arbeit nicht weniger wird, der Chef oder die Chefin umgänglicher wird, die Kinder braver sind. Sie sind jedoch nicht nur das Opfer äußerer Umstände. Äußere Bedingungen lassen sich zwar nicht immer verändern. Aber Sie selbst und Ihre Sicht der Dinge können sich ändern.

Weniger ist oft mehr!

Stress folgt nicht selten aus zu hohen Anforderungen an sich selbst bei der Arbeit, im Haushalt oder auch in der Freizeit. Tendieren Sie dazu, alles perfekt machen zu wollen, sich ständig zu überfordern, hundert Dinge gleichzeitig zu erledigen, dann sollten Sie folgende Regeln beachten:

Stress ist oft Folge zu hoher Ansprüche an sich selbst.

- Fangen Sie den Tag an, indem Sie in aller Ruhe Ihr Tagespensum festlegen. Ordnen Sie die Aufgaben und Ziele nach ihrer Wichtigkeit. Stecken Sie keine zu hohen Ziele, zerlegen Sie größere Aufgaben in kleinere. Das Unwichtigere kann dann immer noch verschoben werden.
- Legen Sie eine Pause ein, wenn Sie etwas erledigt haben. So merken Sie erst richtig, wie gut es vorwärts geht. Nur die wenigsten Dinge lassen sich auf einmal und zur vollen Zufriedenheit erledigen. Genießen Sie deshalb auch die Freude, ein Etappenziel erreicht zu haben.
- Belohnen Sie sich, wenn Sie ein bestimmtes Ziel erreicht haben. Das hebt die Stimmung und motiviert.
- Machen Sie am Ende Ihrer vorgesehenen Arbeitszeit endgültig Feierabend. Unerledigtes kommt auf die Liste des nächsten Tages.

Aus Fehlern kann man lernen!

- Grübeln Sie nicht über begangene Fehler oder Fehlentscheidungen nach. Aus Fehlern wird man klug – sehen Sie Misserfolge einfach als Lerngelegenheiten.
- Versuchen Sie nicht, im gestressten Zustand Probleme zu lösen. Nehmen Sie sich etwas Zeit und entspannen Sie sich. Sofort können Sie klarer und konzentrierter denken. Hilfreich sind körperliche Entspannungstechniken (z. B. Progressive Muskelentspannung, Yoga, Autogenes Training) oder unternehmen Sie etwas, das Ihnen Freude macht. Viele Probleme lassen sich auch einfach aussitzen.

Durch das Verhalten Stress reduzieren

- Planen Sie in Ihrem Tagesablauf ausreichende Ruhepausen und eine Fitnesspause ein – und halten Sie sich an diesen Plan.
- Fragen Sie sich, wo Sie Unterstützung finden können. Akzep-

Lernen Sie, ebenso höflich wie bestimmt »Nein« zu sagen.

tieren Sie, dass Sie nicht jede Situation alleine in den Griff bekommen können.

- Lernen Sie, öfter einmal »Nein« zu Aufgaben zu sagen, die zu viel Stress auslösen würden.
- Prüfen Sie, ob Sie Störquellen (z. B. Lärm, künstliches Licht) ausschalten können.
- Überprüfen Sie Ihren Lebensstil und Ihre Lebensplanung: Setzen Sie Schwerpunkte in Ihrem Leben, reduzieren Sie Ihre Aktivitäten, fragen Sie sich, was Ihnen langfristig wichtiger ist: Familie, beruflicher Aufstieg, Gesundheit, Freizeit?
- Eine einfache Methode kann Ihnen helfen, mehr Klarheit über Ihre Lebensvorstellungen zu bekommen. Zeichnen Sie einen »Energieverteilungskuchen«. Wie viel Zeit und Energie investieren Sie in einzelne Lebensbereiche? Wie groß sind die Kuchenstücke für Freizeit, Arbeit? Und wie groß möchten Sie, dass diese Kuchenstücke sind? Wie können Sie die Größe der Kuchenstücke verändern?

Wo ein Wille ist, ist ein Weg – tun Sie häufiger einmal das, was Sie wollen.

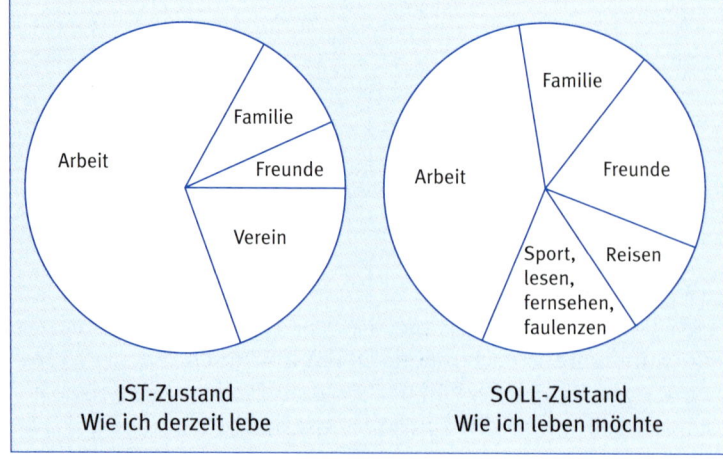

IST-Zustand
Wie ich derzeit lebe

SOLL-Zustand
Wie ich leben möchte

- Überlegen Sie, was Sie tun *müssen* oder was Sie tun *wollen* (jetzt, heute, diese Woche, diesen Monat). Notieren Sie sich diese Ziele, damit Sie nach einiger Zeit einen Abgleich des Erreichten machen können.

	müssen	wollen
heute	?	?
diese Woche	?	?
diesen Monat	?	?

Durch Gedanken Stress reduzieren

Sie können lernen, Ihre Gedanken und »inneren Selbstgespräche« zu steuern. Dazu ist es notwendig, dass Sie sich der Inhalte erst einmal bewusst werden. Legen Sie einen kurzen »Stopp« ein, sobald Sie erste Stresssymptome (z. B. ein ungutes Gefühl, einen Druck in der Magengegend, einen beschleunigten Puls, eine innere Unruhe) wahrnehmen:

- Was geht Ihnen gerade durch den Kopf?
- Wie sieht die Wirklichkeit tatsächlich aus?

Versuchen Sie die Wirklichkeit so »nüchtern« wie möglich einzuschätzen. Folgende Fragen können dabei helfen:

- Lohnt sich die Aufregung wirklich?
- Ist es wirklich eine Katastrophe, oder ist es nur ärgerlich?
- Würden Sie diese Situation im Alter von 75 Jahren genauso beurteilen?
- Wie würde ein alter, weiser Mensch in dieser Situation reagieren?

Über den Körper Stress abbauen

Körperliche und psychische Prozesse (Gefühle, Gedanken) sind eng miteinander verbunden. Deshalb können Sie auch über den Körper Einfluss auf Ihre Gefühle nehmen. Es ist beispielsweise sehr schwer, in völlig entspanntem Zustand rasende Wut oder intensive Angst zu empfinden. Es gibt verschiedene Möglichkeiten, die körperliche Anspannung zu reduzieren:

Wer sich aktiv körperlich entspannt, löst damit auch seelische Anspannungen.

- Aktives Entspannen (z. B. Autogenes Training, Progressive Muskelentspannung, Meditation, Yoga)
- Passives Entspannen (z. B. Faulenzen, Musik hören, lesen, sich sonnen, ein Bad nehmen)

- Körperliches Wohlbefinden steigern (z. B. genügend Schlaf, gesunde Ernährung)
- Stressabbau durch körperliche Aktivitäten (z. B. Sport treiben, Spazieren gehen, eine körperliche Arbeit verrichten, die Spaß macht)

Stresskontrolle durch Entspannungstraining

Selbst starker Stress lässt sich besser ertragen, wenn man entspannt und nicht bereits von vornherein nervös ist. Bereits eingetretene Stressreaktionen können durch Entspannungsübungen abgebaut werden. Am bekanntesten und bei uns am weitesten verbreitet sind das Autogene Training und die Progressive Muskelentspannung.

Autogenes Training

Das Autogene Training wurde 1932 vom Nervenarzt I. H. Schultz entwickelt. Die Methode beruht auf Autosuggestion, einer Art Selbsthypnose. Die Übungen regulieren gezielt Körperfunktionen, die normalerweise unwillkürlich ablaufen, beispielsweise den Herzschlag, die Durchblutung und den Blutdruck, die Atmung und Verdauungsreaktionen. Auf diese Weise kann gesundheitlichen Störungen vorgebeugt werden, die auf Stress und anhaltenden Spannungszuständen beruhen.

Autogenes Training erreicht Entspannung durch »Selbsthypnose«.

Mit Hilfe des Autogenen Trainings bewirken Übende nicht nur einen erholsamen Entspannungszustand, sondern können auch gezielt Beeinträchtigungen des allgemeinen Wohlbefindens und der Organfunktionen mildern oder sogar beheben. Erfolgreich wird das Autogene Training bei Störungen der vegetativen Abläufe, also der unwillkürlichen inneren Steuerung, bei Störungen des Konzentrationsvermögens, bei Spannungs- und Angstzuständen, Ein- und Durchschlafschwierigkeiten, Nervosität und Stress angewandt.

Von anderen Entspannungsverfahren wie z. B. dem Yoga unterscheidet sich das Autogene Training durch seine weltanschauliche Wertfreiheit.

Progressive Muskelentspannung

Die Progressive Muskelentspannung (PME), auch Progressive Muskelrelaxation genannt, wurde vom Psychophysiologen Edmund Jacobson entwickelt, dem ein Zusammenhang von psychischer Spannung (Unruhe, Angst) und Muskelspannungen auffiel. Wer seelisch angespannt ist, ist auch körperlich im Bereich der Muskulatur angespannt. Meist kann man einem unruhigen oder ängstlichen Menschen die Anspannung bereits äußerlich ansehen: Das Gesicht ist gespannt (Sorgenfalten), die Schultern sind hochgezogen, die Haltung ist verkrampft.

Die Progressive Muskelentspannung baut durch gezieltes An- und Entspannen verschiedener Muskelgruppen und durch bewusstes Konzentrieren auf Spannung und Entspannung Muskelspannungen ab. Hierbei tritt ein Effekt auf, der dem eines Pendels ähnelt. Auf ein bewusstes Anspannen eines Muskels hin tritt nach dem Loslassen eine gegenläufige »Pendelbewegung« ein. Dadurch kommt es zum Gefühl einer betonten Muskelentspannung. Schritt für Schritt kann dadurch eine tiefe Entspannung erlebt werden.

Bei der Progressiven Muskelentspannung wird Entspannung als Kontrast zu bewusster Anspannung erlebt.

Auch die Progressive Muskelentspannung ist weltanschaulich wertfrei. Sie ist noch körperorientierter als das Autogene Training, das etwas mehr »Fantasie« verlangt.

Hauptsache, Sie lernen sich zu entspannen

Natürlich gibt es noch weitere Entspannungsmethoden, z. B. Yoga, Meditation oder Atemübungen. Aber auch Alltagstätigkeiten können beim Stressabbau helfen. Alles was wir gern und mit Freude tun, reduziert Stress: Lesen, Tagträumen, Musizieren, Tanzen, Sport, Handarbeiten, Beschäftigung mit Tieren, Gespräche mit Freundinnen und Freunden, Ferien. Auch Tagebuch oder Briefe schreiben können Gedanken ordnen und unser Inneres beruhigen.

81

Alternative Therapien

Inzwischen verspricht schon eine ganze Industrie, die Folgen von Hörsturz und Tinnitus zu heilen. Viele Betroffene gaben Tausende von Euro für allerlei auf dem Markt angebotene Therapien aus – meist erfolglos.

Was bedeutet »alternative« Therapie?

»Alternativ« ist ein Verfahren, wenn es seine Wirksamkeit nicht in wissenschaftlichen Studien bewiesen hat.

Die konventionellen (anerkannten) Behandlungsformen der Medizin müssen bestimmten Anforderungen genügen: Sie müssen Belege für ihre Wirksamkeit bringen, und Nutzen sowie Risiko müssen in einem vertretbaren Verhältnis zueinander stehen. Diese Nachweise werden in Studien erbracht. Bringt die Behandlungsmethode den Beleg für die Wirksamkeit bei Hörsturz oder Tinnitus bzw. besteht Übereinstimmung zwischen den führenden Experten hinsichtlich der Wirksamkeit, übernehmen die Krankenkassen die Kosten.

Eine Behandlungsmethode, die gerade erst entwickelt und geprüft wird, kann durchaus wirksam sein, aber die Krankenkassen warten zunächst ab, bis Ergebnisse bei einer repräsentativen Anzahl von Patienten zusammengekommen sind, bevor sie einer Erstattung zustimmen. Diese Behandlungsverfahren, beispielsweise die hyperbare Sauerstofftherapie oder die Apherese, beruhen auf allgemein anerkannten Vorstellungen, sind aber noch »alternativ« aus Krankenkassensicht, bis ausreichende Erfahrung vorliegt.

Darüber hinaus werden viele andere Verfahren angeboten, die (noch) nicht überprüft wurden oder die zwar überprüft wurden, aber an einer großen Patientenzahl keine Wirkung zeigten. Ihre Wirkungsweise konnte nicht ausreichend mit den derzeit verfügbaren Mitteln belegt werden, oder die behaupteten Wirkungen stehen sogar im Widerspruch zur fundierten Lehrmeinung. Das sind die alternativen Therapien, die sich nur teilweise mit naturheilkundlichen Behandlungsmethoden überschneiden.

»Naturheilkundliche« Behandlung ist eine Therapie, die auf Prinzipien oder Stoffe der natürlichen Umgebung zurückgreift. Klassische Naturheilmethoden wie Diätetik, Bewegungstherapie, Lebensstilkorrektur, Wasseranwendungen oder Massage sind keine alternativen Behandlungsformen, sondern wichtiger Bestandteil der Medizin, vor allem der Rehabilitation und Kurmedizin. Andere Naturheilverfahren sind dagegen durchaus alternativ, beispielsweise die Homöopathie, ayurvedische Methoden, die chinesische Pflanzenheilkunde.

Alternative Mittel werden teilweise nicht als Medikament, sondern als so genannte Nahrungsergänzung angeboten. Nahrung muss naturgemäß keine Wirksamkeit bei Krankheiten nachweisen, um als Nahrungsmittel zu gelten, sodass für Nahrungsergänzungen nicht die gleichen Anforderungen (Wirkungsnachweise) gelten wie für Arzneimittel. Pflanzliche Präparate wie z. B. Ginkgo können als Nahrungsmittel (ohne Wirksamkeitsbehauptung für bestimmte Krankheiten) sogar im Supermarkt angeboten werden oder als Medikament (in der Apotheke). Der Wirksamkeitsnachweis bezieht sich dabei immer auf eine bestimmte Dosierung und, bei Pflanzenextrakten, auch auf den speziellen Extrakt.

Auch bei Nahrungsergänzungsmitteln sollte man kritisch bleiben – sie können riskant sein.

Nicht von den Krankenkassen erstattete Verfahren werden über Privatrezept abgerechnet, wenn sie vom Arzt angeboten werden. Auch Heilpraktiker können Verfahren anbieten. Die Preise hierfür können mehr oder weniger frei gestaltet werden.

Schaut man sich die versprochenen »Erfolge« alternativer Verfahren genauer an, so zeigen sie sich weniger in einer Verbesserung des Hörvermögens oder Beseitigung des Tinnitus, sondern darin, dass sich der Betroffene besser fühlt oder mit der Störung besser zurecht kommt. Alternative und/oder naturheilkundliche Heilverfahren erfüllen also nicht die Erwartung, einen Tinnitus oder Hörsturzfolgen zu beseitigen. Verschiedene Verfahren können allerdings tatsächlich das körperliche und geistige Wohlbefinden soweit stärken, dass die Selbstheilungskräfte des Körpers effektiver funktionieren.

Alternative Methoden können den Umgang mit Tinnitus verbessern.

83

Um bei den angebotenen Methoden die Spreu vom Weizen zu trennen, empfiehlt sich eine Anfrage bei der Tinnitus-Liga. Sie führt mit Unterstützung ihres wissenschaftlichen Beirats Studien zur Überprüfung der mittlerweile massenhaft angebotenen Heilverfahren durch. Hier ist auch die »Meldestelle« für die Erfahrungen anderer Betroffener. Das bedeutet, dass Sie selbst nicht alles ausprobieren müssen!

Unabhängig davon sollten Sie selbst bei jedem Ihnen angebotenen Verfahren Antwort auf folgende Fragen suchen:

Ist die Methode schädlich?

Für den Einzelnen kann es durchaus sinnvolle »alternative« Verfahren geben.

Erkundigen Sie sich genau nach den Nebenwirkungen einer Heilmethode und wie eventuelle Nebenwirkungen behandelt werden. Da es bei den alternativen und naturheilkundlichen Therapieverfahren weder für den Hörsturz noch für den Tinnitus eine nachgewiesene Wirksamkeit gibt, ist es nicht vertretbar, ein Risiko einzugehen.

Kann ich die Methode zu Hause selbst anwenden?

Heilverfahren, die nach einer fundierten Anleitung eine Selbstbehandlung ermöglichen, sind wertvoller als diejenigen, die ständig einen Therapeuten erfordern. Es macht keinen Sinn, sich in eine Abhängigkeit von einem Therapeuten zu begeben. Ein Beispiel für eine sinnvolle Methode sind Entspannungsverfahren wie das Autogene Training oder Yoga, die nach einer Lernphase von den Betroffenen selbst weitergeführt werden können. Damit wird die unabhängige Anwendung und Selbstkontrolle ermöglicht.

Ist die Methode bezahlbar?

Diese Frage hängt natürlich von den persönlichen finanziellen Möglichkeiten ab. Dennoch kann man als Faustregel sagen: Jede Methode, die insgesamt über 500 Euro kosten soll, ist suspekt!

Werden bestimmte Geräte benötigt?

Es gibt derzeit keine »alternative« Therapiemethode bei Hörsturz und Tinnitus, die mittels eines Gerätes erfolgreich durchgeführt werden kann. Seien Sie vorsichtig beim Kauf irgendwelcher Therapiegeräte! Verlangen Sie eine Testphase mit Rückgaberecht und erkundigen Sie sich nach anderen Betroffenen, die diese Geräte angewandt haben. Versuchen Sie zunächst vor dem Kauf, solche Geräte leihweise anzuwenden. Für die in der konventionellen Behandlung angebotenen Tinnitusmasker beispielsweise ist dies völlig selbstverständlich.

Beurteilung einiger Heilverfahren

Tabelle 2 gibt einen Überblick über alternative Therapieformen, die sich bei Hörsturz und akutem Tinnitus zur Unterstützung der Selbstheilungskräfte, zum Stressabbau und zur Verbesserung des Schlafes teilweise bewährt haben. Wenn die Methode dem einem Menschen hilft, lässt sich das allerdings nicht unbedingt auf jeden anderen übertragen. Bleiben Sie also kritisch, beobachten Sie, ob sich die Symptome für Sie zufriedenstellend ändern und besprechen Sie vorher mit dem Therapeuten, welcher Erfolg in welchem Zeitraum zu erwarten ist.

Heilung kann nicht versprochen werden, aber einige Therapien haben sich vielfach bewährt.

85

● **Tab. 2: Alternative Behandlungsmethoden bei Hörsturz und akutem Tinnitus**

Therapieverfahren	geeignet bei Hörsturz	geeignet bei akutem Tinnitus	Wirksamkeit bewiesen?	Bemerkungen	Therapieziel
Akupunktur		✔	bedingt		Entspannung
Autogenes Training	✔	✔	ja		Entspannung
Ayurveda	✔	✔	nein		Steigerung der Selbstheilungs-kräfte
Baldrian	✔	✔	ja	bei Schlafstörungen	Schlafförderung
Darmreinigung	✔	✔	nein	Nur unter ärztlicher Aufsicht und nur, wenn kurz und schonend angewandt	»Entschlackung«
Feldenkrais	✔	✔	bedingt	Gut bei begleitenden Störungen des Bewegungsapparates (Verspannungen)	Beseitigung motorischer Störungen
Fußreflexzonen-massage	✔	✔	bedingt		Entspannung. Einfluss auf die innere (vegetative) Steuerung
standardisierter Ginkgo-Extrakt (Tebonin®)	✔	✔	nein	Wird derzeit untersucht	Verbesserung der Nervenaktivität
Homöopathie	✔	✔	bedingt	Wirkung hängt sehr von der Erfahrung des Therapeuten ab!	Verbesserung der Selbstheilungs-kräfte
Hopfen	✔	✔	nein		beruhigend
Hydrotherapie	✔	✔	bedingt		Verbesserung der Selbstheilungskräfte
Hypnotherapie		X	bedingt	Hängt von der subjektiven Tinnitusverarbeitung ab. Nur in professionelle Hände!	Besserer Umgang mit Tinnitus
Magnetfeld-therapie		✔	nein	Wirkung wird derzeit untersucht	unbekannt
Neuraltherapie	✔	✔	bedingt		Verminderung pathologischer Reflexe

Tab. 2 (Fortsetzung)

Therapieverfahren	geeignet bei Hörsturz	geeignet bei akutem Tinnitus	Wirksamkeit bewiesen?	Bemerkungen	Therapieziel
Osteotherapie (Chirotherapie, Manuelle Therapie)	✔	✔	ja – hängt von der Diagnose ab!	nur erfahrene TherapeutInnen!	Beseitigung von Blockaden im Muskel-Nerven-Zusammenspiel
Progressive Muskelentspannung (Jacobson)	✔	✔	ja		Entspannung
Qi Gong	✔	✔	ja		Entspannung, Aufmerksamkeitsumlenkung
Spurenelemente	✔	✔	nein		Nahrungsergänzung. Vorsicht vor Übertherapie – ärztliche Beratung unbedingt sinnvoll!
Tai Chi	✔	✔	Ja		Entspannung, Aufmerksamkeitsumlenkung
Vitamine	✔	✔	Nein		Nahrungsergänzung
Yoga	✔	✔	Ja	Wirkungsbeleg nur für »Hata-Yoga« erbracht, weltanschauliche Komponente enthalten	Motorisch-geistige Stärkung
Zen-Meditation	✔	✔	ja	weltanschauliche Komponente enthalten	Entspannung

Häufig gestellte Fragen

Welche Rolle spielt Stress bei Hörsturz und Tinnitus?

Es gibt keine dummen Fragen! Zögern Sie nicht, Ihren Arzt/Ihre Ärztin zu »löchern«.

Stress und Angst erhöhen die Aufmerksamkeit aller Sinnesorgane. Im Stress, bei Ängsten und Sorgen laufen wir auf »180«. Dabei schlagen nicht nur die Gedanken Kapriolen, was zu Schlafstörungen führen kann, sondern auch die Ohren werden ständig auf »laut« geschaltet. Dies kann im akuten Fall, wenn Stress oder Ängste überhand nehmen, oder im chronischen Fall bei lange andauerndem Stress und Ängsten zu einer Überbeanspruchung des Innenohres führen und damit zu kleinsten Schädigungen. Das Resultat kann Tinnitus und auch eine Hörschädigung sein.

Warum ist die Forschung über Tinnitus so langwierig und schwierig? Warum gibt es noch keine »Tinnitus-Pille«?

Das Hauptproblem der Tinnitusforschung besteht darin, dass sie nicht am lebenden menschlichen Ohr vorgenommen werden kann. Ein Tierversuch ist keine sehr geeignete Alternative, weil es kein Tier gibt, an dem sich messen lässt oder das mitteilen kann, ob ein Tinnitus besteht, ob er besser wird oder nicht. Somit ist das Testen von Medikamenten im Tierversuch praktisch unmöglich. Beim Menschen verbieten sich Experimente aus ethischen Gründen. Erst wenn es möglich ist, lebende Sinneszellen im Reagenzglas zu vermehren und zu »Experimentierohren« zu organisieren, wird es möglich sein, Medikamente gezielt zu entwickeln und auszuprobieren. Auch die Gentechnik wird auf diesem Gebiet Fortschritte bringen.

Kann man Tinnitus messen?

Das Messen der Tinnitus-Lautstärke und -Tonhöhe ist unter Mitarbeit des Betroffenen mit der Hilfe der Hörprüfung möglich. Allerdings geben die gewonnenen Daten keinen Aufschluss über die Belastung durch das Ohrgeräusch. Betroffene mit lautem Ohrgeräusch sind gelegentlich weniger stark beeinträchtigt als Patienten mit leiserem Ohrgeräusch! Der indirekte Leidensdruck kann mit psychologischen Messmethoden (z. B. Fragebogen) erfasst werden.

Wird Tinnitus durch Sport lauter?

Bei sportlicher Aktivität brauchen wir Adrenalin als »Stresshormon«, um eine körperliche Leistung zu erbringen. Adrenalin bewirkt am Ohr eine Aktivierung. Ein aktiveres Ohr verstärkt einen Tinnitus scheinbar. Sport ist jedoch sehr gut geeignet, um Adrenalin zu verbrauchen, das infolge eines seelisch-geistigen Stresses ins Blut ausgeschüttet wurde. Somit ist Sport ein geeignetes »Antistressmittel«, in erster Linie bezogen auf Ausdauersport (siehe Seite 67).

Wieso führt Lärm zu Schwerhörigkeit und Tinnitus?

Eine anhaltende Lärmbelastung oder eine sehr laute kurzfristige akustische Belastung beanspruchen das Innenohr. Eine Überbeanspruchung wird bis zum gewissen Ausmaß toleriert. Heute weiß man jedoch, dass man die Überanstrengung der Ohren im höheren Alter büßen muss: Es entsteht eine deutlich früher eintretende Altersschwerhörigkeit. Deshalb ist ein Gehörschutz auch zum Beispiel vorbeugend in der Disco oder beim Konzert sinnvoll. Eine Hilfe im Akutfall kann bereits ein mit Speichel befeuchtetes Tempotaschentuch oder ein Stück Watte sein!

Was Ihnen Spaß macht, sollten Sie trotz Tinnitus oder Hörsturz weiter betreiben – mit Vernunft.

Darf ich mein Musikinstrument trotz Hörsturz oder Tinnitus weiter spielen?

Prinzipiell gilt: Lassen Sie sich wegen Hörsturz oder Tinnitus nichts verbieten, das Ihnen Spaß macht! Gerade ein Musikinstrument kann zur Entspannung beitragen. Speziell bei Tinnitus kann es durch die geistige und akustische Ablenkung vom Ohrensausen eine wichtige Quelle der Aufmerksamkeitsumlenkung sein und damit das Vergessen des Tinnitus unterstützen. Es gibt keinen körperlichen Grund, auf das Instrument zu verzichten. Wenn Sie laute Instrumente wie z. B. Schlagzeug spielen, in einer Big-Band musizieren oder im Orchester z. B. vor oder mitten unter den Blechbläsern sitzen, kann es angeraten sein, das Gehör bei dieser Tätigkeit zu schützen. Hierzu gibt es einen speziellen Gehörschutz, den auch Berufsmusiker verwenden, und der individuell, in der Regel durch den Hörgeräteakustiker, dem Gehörgang angepasst werden muss. Er gewährleistet eine sichere Geräuschdämmung, ohne dass dabei der Musikgenuss verloren geht.

Sollte ich wegen eines Hörsturzes oder eines Tinnitus auf Konzerte oder Discobesuche verzichten?

Der Spaßfaktor hat Vorrang vor Tinnitus! Allerdings sollte man sich die Discothek und das Konzert nach dem Geräuschpegel aussuchen, sich nicht direkt vor die Lautsprecher stellen und zum Schutz der Ohren einen professionellen Hörschutz vom Akustiker besorgen (z. B. Elacin®).

Wie hoch ist die Gefahr, dass es erneut zu einem Hörsturz oder zu einem Tinnitus ohne Hörsturz kommt? Wie sind beim wiederholten Vorkommen die Heilungsaussichten?

Vorbeugend lässt sich etwas tun gegen das erneute Auftreten eines Hörsturzes oder Tinnitus.

Dass sich ein Hörsturz wiederholt, ist selten, mit Ausnahme des Tieftonhörsturzes, der aber vergleichsweise einfach zu behandeln ist.

Beim Tinnitus spielen Aufmerksamkeitsprozesse und Stressfaktoren eine Rolle. In vielen Fällen hat das Gehirn einen Tinnitus soweit unterdrückt, dass man ihn »vergessen« hat. Treten dann körperliche oder geistige Strapazen auf (z. B. ein grippaler Infekt oder plötzliche Sorgen), so kann sich das erfolgreich verarbeitete Ohrgeräusch wieder melden. Es wird nach überstandener Krise wieder verschwinden. Für viele Personen ist ein solcher Tinnitus ein »Stressbarometer« oder eine Alarmglocke – sie wissen bei erneutem Auftreten, dass sie wieder einmal zu viel um die Ohren hatten.

Ist die Behandlung bei einem wiederholten Hörsturz anders als beim ersten Mal?

Prinzipiell nein! HNO-ärztlich muss aber genau geschaut werden, warum das Ohr wieder »versagt« hat und ob andere Frequenzen betroffen sind. Das würde dann unter Umständen eine andere Therapie nach sich ziehen.

Was kann ich vorbeugend tun, damit kein Hörsturz oder Tinnitus mehr eintritt?

Zu dieser Frage ist unbedingt der Hausarzt oder die Hausärztin einzuschalten und zu fragen: Gibt es medizinische Risikofaktoren, wie z. B. erhöhte Blutfettspiegel bestimmter Zusammensetzung? Liegt ein Bluthochdruck vor? Bestehen familiäre Risiken wie z. B. Stoffwechselstörungen? Lassen sich Herzrhythmusstörungen nachweisen?

In Bezug zur Lebensführung muss man sich fragen: Wie steht es mit dem Rauchen? Mit der körperlichen Aktivität? Falsche Ernährung (zu hoher Fettanteil, zu viel Fleisch und Wurst ...), einseitige Belastungen am Arbeitsplatz (immer die gleiche Haltung, zu wenig körperlichen Ausgleich)? Habe ich genug geistigen Ausgleich zu Familie und Beruf? Habe ich ausreichend Momente der Freude? Jeder Faktor, der hier Risiko steigernd in Frage kommt, sollte bestmöglich ausgebügelt werden. Das vermindert nicht nur das Risiko für weitere Probleme mit den Ohren, sondern festigt allgemein die Gesundheit.

Schalten Sie persönliche Risikofaktoren bestmöglich aus.

Wenn ein Hörsturz durch Viren ausgelöst wird, ist er dann ansteckend?

Ein Hörsturz ist definitiv nicht ansteckend.

Kann Elektrosmog am Tinnitus bzw. Hörsturz schuld sein?

Wir sind zunehmend einer Bestrahlung durch menschlich erzeugte Wellen unterschiedlicher Länge ausgesetzt. Einstein meinte: »Wenn man alle Radiowellen um uns herum sehen könnte, wäre es finster«. Mit Einführung des Mobiltelefons, Erweiterung der Satellitentechnik und zukünftig auch der UMTS-Sendemasten wurde und wird die Situation nicht besser. Über Langzeitschäden und Einwirkungen auf die Zellen, insbesondere die Sinnes- und Nervenzellen, ist noch wenig bekannt. Wie bei der Wetterfühligkeit gibt es sicherlich Personen, die unter Elektrosmog leiden und dabei auch Tinnitus, Kopfschmerzen, Schwindel etc. bekommen können.

Prüfen Sie deshalb in Ihrem Haushalt, wo sich Strahlungsquellen befinden, und schalten Sie diese Strahlungsquellen insbesondere zum Schlafen ab. Hierzu gehört insbesondere das Abschalten des Handys und des tragbaren Telefons. Beim tragbaren Telefon muss auch die Ladestation vom Stromnetz getrennt werden!

Spielen Umweltgifte bei der Entstehung von Hörsturz oder Tinnitus eine Rolle?

Bei dieser Frage muss man zunächst den Blick auf den individuellen Beruf oder auch auf Hobbys richten. Sind hier gesundheitsgefährdende Materialien im Spiel, sollten Sie den Arzt Ihres Vertrauens hierzu befragen.

Auf eine übermäßige Belastung mit schädlichen Stoffen kann es hindeuten, wenn sich in letzter Zeit Hautkrankheiten und/oder Allergien eingestellt haben. Wenn Sie diesbezüglich Bedenken haben, sollten Sie einen Arzt mit der Zusatzbezeichnung »Umweltmedizin« aufsuchen.

Gibt es spezielle Diäten?

Eine spezielle Diät gibt es nicht, aber gesunde Ernährung ist anzuraten.

Es gibt keine speziellen Diäten, die beim akuten Tinnitus bzw. Hörsturz helfen könnten. Überprüfen Sie aber, ob Sie sich einseitig ernähren. Vor allem bei Vegetariern beispielsweise kann unterschwellig ein Mangel an Spurenelementen und Mineralstoffen bestehen. Selen, Chrom, Magnesium u. a. sind wichtig für das Hörorgan. Wichtige Spurenelemente finden sich im Seefisch, weshalb für eine gesunde Kost heutzutage mindestens einmal in der Woche Seefisch auf den Speiseplan gehört!

Kann ich mit gesunder Ernährung vorbeugen?

Ja! Die heutige Ernährung, speziell auch in Deutschland, ist in mancher Hinsicht fragwürdig – woran aber nicht nur die so genannten Lebensmittelskandale beteiligt sind, sondern auch der Verbraucher selbst. In Deutschland, anders als beispielsweise in Frankreich, ist den Verbrauchern die Nahrung nicht viel Geld wert. Entsprechend zweifelhaft ist die Qualität der Nahrungsmittel, die täglich in der Küche verwendet werden, da sich hohe Qualität und Schnäppchenpreise ausschließen.

Erfreulicherweise ist ein gegenläufiger Trend zu beobachten. Das dringend notwendige Verlangen nach biologischen Produkten wächst und damit auch die Zahl der seriösen Anbieter wie z. B. die »Biobox®«, die ihre Kunden mit streng kontrollierten Lebensmitteln frisch direkt nach Hause versorgt (s. Adressen). Biologischer Anbau versucht, bestmöglich auf Pestizide, einseitige Düngung und »unbiologische« Hilfsmittel zu verzichten.

Sind Rauchen und Alkohol schädlich?

Für Rauchen gilt ohne jeden Abstrich ein Ja. Nikotin und die Begleitgifte in den Zigaretten schädigen die Blutgefäße und wirken sich insbesondere auf die Nervenzellen nachteilig aus. Als Raucher sollten Sie nach Auftreten eines Hörsturzes oder/und Tinnitus in sehr naher Zukunft mit dem Rauchen aufhören. Am sinnvollsten ist es, dieses Vorhaben gemeinsam mit dem Hausarzt oder der Hausärztin umzusetzen. Er gibt Ihnen Ratschläge für eine stressfreie Entwöhnung.

Alkohol in Maßen schadet nicht. »In Maßen« bedeutet für einen Mann im Durchschnitt bis maximal 40–60 g reinen Alkohols pro Tag, für eine Frau 20–30 g pro Tag. Diese Menge ist für einen Mann enthalten in einem Liter Bier oder drei Achtellitern Wein.

Wann sollte ich Unterstützung durch einen Psychologen oder Psychotherapeuten holen?

Wenn Sie merken, dass Sie dem Alltag nicht mehr gewachsen sind – aufgrund Ihrer Hörstörung, einer zunehmenden Lärmempfindlichkeit, aufgrund von Schlafstörungen oder des Tinnitus – dann sollten Sie mit Ihrem HNO-Arzt/Ärztin oder Hausarzt/-ärztin über eine Überweisung zur psychologischen Beratung sprechen. Diese Beratung hat unter anderem zum Ziel, Ihnen den Umgang mit den Beeinträchtigungen oder Ihren Alltag zu erleichtern. Hier können Sie beispielsweise Unterstützung darin bekommen, »nein« sagen zu lernen oder sich klarer darüber zu werden, was Ihnen wirklich wichtig ist im Leben. Oder Sie können verschiedene Strategien lernen (z. B. Aufmerksamkeitslenkung, Entspannungsmethoden, Einstellungsänderung), um die Geräusche zu ignorieren bzw. aus Ihrem Bewusstsein auszublenden.

Eine psychologische Begleitung kann auch helfen, Risikofaktoren in den Griff zu bekommen.

Wie viele alternative bzw. naturheilkundliche Verfahren sollte ich probieren?

Prinzipiell so wenige wie möglich! Generell sind alternative oder naturheilkundliche Verfahren ohnehin nur bei chronischem Tinnitus angebracht. Bei akutem Hörsturz oder akutem Tinnitus stehen sie in ihrer Bedeutung weit im Hintergrund.

93

Je mehr ein chronischer Tinnitus stört, desto eher ist man bereit, auf Heilungsversprechungen zu vertrauen. Aber mit jedem nicht erfolgreichen Therapieversuch wächst die Enttäuschung. Jede neue Therapie veranlasst wieder, häufiger auf das Symptom Tinnitus zu achten, und das, wie Sie wissen, verstärkt das Symptom noch und verhindert dessen »Vergessen«.

Anhang

Literatur

Für Patienten:

Biesinger, E.: Die Behandlung von Ohrgeräuschen. Trias 2002
Deutsche Tinnitus-Liga e.V.: Tinnitus – Was tun? Eine Informationsbroschüre
Hallam, R.: Leben mit Tinnitus. Rororo, München 1996
Kallert, J.: Mein Partner hat Tinnitus. Herder 1997
Kellerhals, B., Zogg, R.: Tinnitus-Hilfe. Karger 2000
Tönnies, S.: Leben mit Ohrgeräuschen, 7. Aufl. Asanger, Heidelberg 2001

Zur fachlichen Weiterbildung:

Feldmann, H.: Tinnitus. Thieme, Stuttgart 1992
Goebel, G. (Hrsg.): Ohrgeräusche, Psychosomatische Aspekte des komplexen chronischen Tinnitus. Urban und Vogel 2001
Kröner-Herwig, B.: Psychologische Behandlung des chronischen Tinnitus. Beltz, Psychologische Verlagsunion 1997

Selbsthilfeorganisationen

Deutsche Tinnitus-Liga (DTL) e.V.
Postfach 210351
Am Lohsiepen 18
42353 Wuppertal (Ronsdorf)
Tel.: (0202) 246 52-0
Fax: (0202) 246 52 20
Internet:
http://www.tinnitus-liga.de
(mit Tinnitus-Test)
E-Mail: dtl@tinnitus-liga.de
Info-Telefon: (0190) 25 02 05
Spendenkonto: Bank für Sozialwirtschaft, Köln

Konto No. 70 89 100,
BLZ 370 205 00

Deutscher Schwerhörigenbund (DSB)
Breite Straße 3
13817 Berlin
Tel.: (030) 47 54 11 14
Fax: (030) 47 54 11 16
Internet:
http://www.schwerhoerigkeit.de
E-Mail: dsb@schwerhoerigkeit.de

Vereinigung Akustikus-Neurinom e. V.
Vorsitzender: Prof. Dr. E. O. Schulz-Du-Bois
Brunnenweg 3b
24211 Preetz
Tel.: (04342) 5552

Ohrgeräusche (simuliert)
unter Tel. (0202) 19701

In Österreich
Österreichische Tinnitus-Liga (ÖTL)
Postfach 23
A-8029 Graz
Tel. und Fax:
(0043) 0316/28 91 30
Internet:
http://www.oetl.at/tinnitus
E-Mail: koller-oetl@sime.com

In der Schweiz
Schweizerische Tinnitus-Liga (STL)
Sekretariat Annerös Koch
Postfach 220
CH-3860 Meiringen
Tel.: (00 41) 33-971 5573
Fax: (00 41) 33-971 5572

Schleudertrauma-Verband
Ulrichstraße 14
CH-8032 Zürich
Tel.: (0041) 1/3885700

In den Niederlanden
Commissie Tinnitus – NVVS
De Molen 89 A
NL-3995 AW Houten
Tel.: 0031-30-2 61 76 16
Fax: 0031-30-2 61 66 89

Druckkammerzentren

Verband Deutscher Druckkammerzentren e.V. (VDD)
Cuno-Niggl-Str. 3
83278 Traunstein
Tel.: (0861) 12589
Fax: (0861) 15889

In diesem Verband sind alle Druckkammern vertreten, die seriös und mit der nötigen Sicherheitstechnik arbeiten. Die Mitglieder unterwerfen sich strengen Sicherheitsauflagen und arbeiten an der wissenschaftlichen Auswertung der Behandlungsergebnisse.

Fordern Sie eine Liste der angeschlossenen Druckkammern unter dieser Adresse an.

Weitere Kontaktadressen

Akupunktur

In Deutschland

Deutsche Ärztegesellschaft für
Akupunktur e. V.
Raglowichstr. 14
89637 München

In Österreich

Österreichische wissenschaft-
liche Ärztegesellschaft für
Akupunktur
Schwindgasse 3
A-1040 Wien

In der Schweiz

Schweizerische Ärztegesell-
schaft für Akupunktur
Industriering 34
CH-8134 Adlieswiel

Hypnose

In Deutschland

Arbeitsgemeinschaft für
Hypnosetherapie e. V.
Johannes-Müller-Str. 50
50735 Köln

In Österreich

Österreichischer Bundesver-
band für Hypnotherapie
Rosenbursengasse 8/3/7
A-1010 Wien

Manuelle Therapie, Ärzteorgani-sationen

In Deutschland

Deutsche Gesellschaft für
Manuelle Medizin
(FAC) e. V.
Obere Rheingasse 3
D-56154 Boppard
Tel.: (06742) 8001-0
Fax: (06742) 8001-27
Osteopathie
www.osteopathie.de
vermittelt Therapeuten-
adressen

In Österreich

Österreichische Gesellschaft
für Manuelle Medizin
Speisingerstr. 109
A-1134 Wien
Tel.: (0043) 1-80182533

In der Schweiz

Schweizerische Gesellschaft
für Manuelle Medizin
Schulthesklinik
CH-8008 Zürich
Tel.: (0041) 1-3857171

Krankengymnasten

In Deutschland

Deutscher Verband für
Physiotherapie
Postfach 210280
50528 Köln
Tel.: (0221) 981027–0

97

In Österreich
Verband der diplomierten
Physiotherapeuten
Giessergasse 6/7
A-1090 Wien
Tel.: (0043) 1-4087577

In der Schweiz
Schweizer Verband der
Physiotherapeuten
Oberstadt 11
CH-6204 Sempach-Stadt
Tel.: (0041) 41–4627060

Psychologie
Deutschland
Berufsverband deutscher Psy-
chologinnen und Psychologen
(BDB)
Heilsbachstr. 22
53123 Bonn
Biobox (S. 92)
Internet: www.biobox.de

Österreich
Berufsverband österreichi-
scher Psychologinnen und
Psychologen (BÖP)
Möllwaldplatz 4/4/39
A-1040 Wien

Schweiz
Föderation Schweizer Psycho-
loginnen und Psychologen FSP
Choisystr. 11
CH-3000 Bern

Ausbildung Retraining- und
Tinnitus-Therapie für Ärzte,
Psychologen und Hörgeräte-
Akustiker
Ärztlich-Psychologische Fort-
bildungsgesellschaft
Maxplatz 5
83278 Traunstein

Hörtest

Hörtest per Telefon

Nicht jedes Symptom des Ohres ist ein Hörsturz! Falls Sie Zweifel haben, benutzen Sie unseren Telefonhörtest!

Wählen Sie bitte

07 11-89 31-300

und folgen Sie der Ansage.

Dieser kurze Hörtest kann Ihnen bereits eine große Hilfe bei der Diagnostik Ihrer vermuteten Störung sein. Ist dieser Hörtest deutlich unterschiedlich zu den Normalwerten ausgefallen, wenden Sie sich bitte dringend an Ihren Hals-Nasen-Ohrenarzt.

Sachverzeichnis